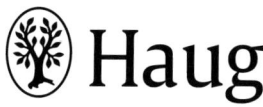

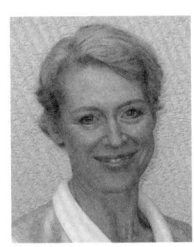

Bettina Roth

nach dem Abitur Ausbildung zur med.-techn. Assistentin mit Abschluss Staatsexamen

1992 Abschluss zur Lehr-MTA

1994 Abschluss zur geprüften Pharmareferentin an der IHK Frankfurt

viele Jahre als Fachreferentin und Key Account Managerin in der Pharma-industrie tätig

2000 Prüfung zur Heilpraktikerin

seit 2005 Heilpraktikerin in eigener Naturheilpraxis und Dozentin an verschiedenen Schulen für Heilpraktiker in Tübingen und Stuttgart

2007 Gründung der Heilpraktikerschule Kompass-Akademie in Nürtingen in Kooperation mit dem Bund Deutscher Heilpraktiker

von 2008 bis 2009 Studium der Erwachsenenbildung an der Pädagogischen Hochschule Ludwigsburg im Kontaktstudium

von 2010 bis 2012 Leitung des Arbeitskreises Studienleiter beim Bund Deutscher Heilpraktiker (BDH)

Mitglied im Arbeitskreis Qualitätsmanagement des BDH

Bettina Roth

Arbeitsheft
Heilpraktikerprüfung

13 Abbildungen

Karl F. Haug Verlag · Stuttgart

**Bibliografische Information
der Deutschen Nationalbibliothek**

Die Deutsche Nationalbibliothek verzeichnet
diese Publikation in der Deutschen Nationalbibliografie;
detaillierte bibliografische Daten sind im Internet über
http://dnb.d-nb.de abrufbar.

Anschrift der Autorin:
Bettina Roth
Kompass-Akademie & Lehrpraxis
Kirchheimer Straße 15
72622 Nürtingen

© 2013 Karl F. Haug Verlag in
MVS Medizinverlage Stuttgart GmbH & Co. KG
Oswald-Hesse-Str. 50, 70469 Stuttgart

Unsere Homepage: www.haug-verlag.de

Printed in Germany

Umschlaggestaltung und Fotografie:
Thieme Verlagsgruppe
Satz: SOMMER media GmbH & Co. KG, Feuchtwangen
gesetzt in Adobe InDesign CS 5
Druck: Firmengruppe APPL · aprinta druck GmbH
& Co. KG, Wemding

ISBN 978-3-8304-7588-0   1 2 3 4 5 6

Wichtiger Hinweis: Wie jede Wissenschaft ist die Medizin ständigen Entwicklungen unterworfen. Forschung und klinische Erfahrung erweitern unsere Erkenntnisse, insbesondere was Behandlung und medikamentöse Therapie anbelangt. Soweit in diesem Werk eine Dosierung oder eine Applikation erwähnt wird, darf der Leser zwar darauf vertrauen, dass Autoren, Herausgeber und Verlag große Sorgfalt darauf verwandt haben, dass diese Angabe dem Wissensstand bei Fertigstellung des Werkes entspricht.
Für Angaben über Dosierungsanweisungen und Applikationsformen kann vom Verlag jedoch keine Gewähr übernommen werden. Jeder Benutzer ist angehalten, durch sorgfältige Prüfung der Beipackzettel der verwendeten Präparate und gegebenenfalls nach Konsultation eines Spezialisten festzustellen, ob die dort gegebene Empfehlung für Dosierungen oder die Beachtung von Kontraindikationen gegenüber der Angabe in diesem Buch abweicht. Eine solche Prüfung ist besonders wichtig bei selten verwendeten Präparaten oder solchen, die neu auf den Markt gebracht worden sind. Jede Dosierung oder Applikation erfolgt auf eigene Gefahr des Benutzers. Autoren und Verlag appellieren an jeden Benutzer, ihm etwa auffallende Ungenauigkeiten dem Verlag mitzuteilen.

Inhalt

Fragen

Antworten

Anhang

Vorwort

Mit diesem Buch halten Sie als Heilpraktikeranwärter/innen bzw. Heilpraktiker/innen ein Arbeitsheft in den Händen. Ein Buch, das Sie anregen soll zum Nachdenken, Mitmachen, Spielen und Ausprobieren. Es fordert Sie auf zum Handeln. Genau das ist es, was Sie bald tun werden: Anamnesegespräche **führen**, untersuchen, be**handeln**, messen, Ihre Ergebnisse zusammenfügen und auswerten, zu einer Diagnose kommen und vieles mehr. Es soll Sie aber auch herausfordern: raus aus der Komfortzone und rein in den Lernbereich!

Bald sind Sie Heil-**Praktiker** und kein Heil-**Theoretiker**. Ein Beruf, der zur Berufung werden soll, bei dem der Patient und seine Sorgen und Nöte im Mittelpunkt stehen und Sie als fürsorglicher Partner ihm mit all Ihrem Wissen und Können bei der Bewältigung seiner Krankheit helfen. Dass dazu eine Menge an medizinischem Grundwissen gehört, haben Sie in Ihrer Ausbildung bereits erfahren. Doch nun – in der Praxis – muss Ihr Wissen zu Taten werden.

Auch in der Praxis gibt es nicht **die eine** richtige Lösung, sondern immer mehrere Wege zum Ziel. Lernen Sie dabei, vernetzt zu denken, Fachbereiche zu verlassen und über den Tellerrand hinauszublicken. Erfolg hat 3 Buchstaben: **Tun!**

Dabei soll Ihnen dieses Buch mit gezielten Fragestellungen helfen, die Sie einzeln oder in der Gruppe bearbeiten können. Die Antworten orientieren sich an den prüfungsrelevanten Inhalten.

Ich wünsche Ihnen viel Spaß beim praktizierten Wissen!

Nürtingen, im April 2013
Bettina Roth

Zur Arbeit mit dem Buch

Dieses Arbeitsheft besteht aus einem Fragen- und einem Antwortenteil. Benutzen Sie es, arbeiten Sie damit, malen Sie, füllen Sie aus, probieren Sie, und werden Sie kreativ! Sie haben die Chance, Ihr Wissen zu vernetzen und so zu einem wertvollen praktischen Schatz werden zu lassen. Sie können es alleine nutzen oder in Arbeitsgruppen. Sie können Kapitel für Kapitel durchgehen oder einfach eine Seite aufschlagen. Ich möchte Sie anregen zum Nachdenken, zum Handeln und auch zum Spielen. Darum sind die Aufgaben oft sehr offen formuliert.

Die Kapitel aus dem 1. Teil werden im 2. Teil noch einmal in der identischen Reihenfolge aufgeführt. Die Musterlösungen sind kompakt und gut verständlich, geben alle wesentlichen Informationen zu den prüfungsrelevanten Fakten, die man zur Lösung oder Beantwortung dieser Aufgabe wissen müsste. Merkkästen mit besonderen Hinweisen dienen dazu, den Lerneffekt zu steigern.

Bei den Lösungen handelt es sich ausdrücklich um **Vorschläge**. Vielleicht haben Sie eine bessere Idee? Wenn ja, toll, lassen Sie es uns wissen!

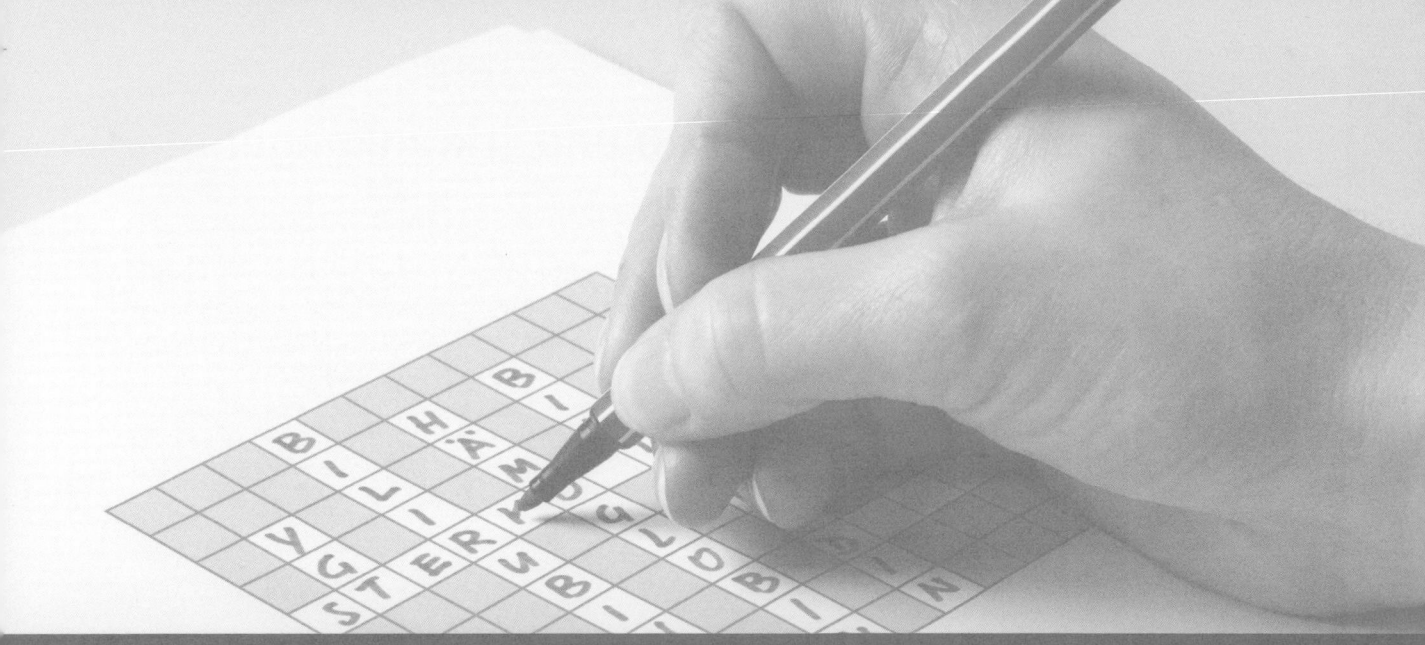

Fragen

1 Innere Organe – Aufbau und Erkrankungen

1.1 Atmungssystem

1.1.1 Welche Nasennebenhöhlen kennen Sie? Bitte zeichnen Sie diese in Abb. 1.1 (verschieden schraffiert oder farbig) ein!

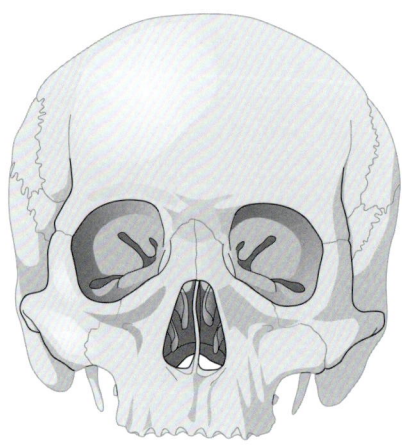

Abb. 1.1 Zeichenvorlage Nasennebenhöhlen.

1.1.2 Beschreiben Sie den Weg der Luft bis ins Blut.

_____
_____
_____

1.1.3 Worin unterscheiden sich der Ernährungskreislauf und der Funktionskreislauf der Lunge?

- Funktionskreislauf:

_____
_____
_____

- Ernährungskreislauf:

_____
_____

1.1.4   Wodurch entsteht die Blut-Luft-Schranke?

_____

_____

_____

_____

_____

1.1.5   Bitte erklären Sie die Lungenvolumina, und ergänzen Sie die Normbereiche:

Lungenvolumen	Erläuterung	Normbereich
Atemzugvolumen		
Atemminutenvolumen		
inspiratorisches Reservevolumen		
exspiratorisches Reservevolumen		
Vitalkapazität		
Residualvolumen		
Totalkapazität		

1.1.6   Welche Nebenhöhle ist entzündet? Der Patient beschreibt folgende Symptome:

- pochende Schmerzen im Kieferbereich und Mittelgesicht, Nase verstopft, Schmerzen schlimmer beim Bücken:
- Schmerzen an der Stirn, ausstrahlend in die Augen, Verschlimmerung beim Bücken:

- Druckgefühl auf den Augen und über der Nasenwurzel:
- Kopfschmerz am Scheitel bis zum Hinterkopf:

1.1.7   Bitte definieren Sie in eigenen Worten:

Pneumonie	Definition
Bronchopneumonie	
Lobärpneumonie	
interstitielle Pneumonie	
Pleuropneumonie	

1.1.8   Nennen Sie die Symptome des Asthma bronchiale:

- Leitsymptom:

  _____
  _____

- weitere Symptome:

  _____
  _____
  _____

- Achtung bei:

  _____
  _____
  _____
  _____

- Lebensgefahr im:

  _____
  _____

1.1.9   Ordnen Sie die Begriffe für Patienten mit chronisch obstruktiver Lungenerkrankung (COPD) zu.

„Blue Bloater"		Übergewicht
		hagerer Typ
		starke Atemnot
		Husten mit Auswurf
„Pink Puffer"		kaum Atemnot
		Hypoxie
		Polyglobulie

1.1.10   Beschreiben Sie die Entstehung einer Lungenembolie und die mögliche daraus resultierende Komplikation.

_____
_____
_____
_____

1.2   Herz-Kreislauf- und Gefäßsystem

1.2.1   Zeichnen Sie schematisch den Blutkreislauf, und beschreiben Sie diesen.

_____

_____

_____

_____

_____

1.2.2   Wie unterscheiden sich Arterien und Venen? Wie lautet die Definition?

_____

_____

_____

_____

1.2.3   Ordnen Sie folgende Symptome den Erkrankungen zu.

Myokarditis		Beinödeme
Rechtsherzinsuffizienz		Schmerzen hinter dem Brustbein
Linksherzinsuffizienz		Rasselgeräusche in der Lunge
Lungenödem		Leistungsschwäche

1.2.4   Vervollständigen Sie bitte folgenden Satz.

Das Herz ist ein _____ mit Pumpfunktion. In der Minute schlägt es

_____ Mal und pumpt dabei pro Herzschlag ca. _____ ml Blut. Daraus ergibt sich

ein Herzminutenvolumen von _____ ml.

1.2.5   Das Herz besitzt ein eigenes Reizleitungssystem. Bitte bringen Sie die Abschnitte in die richtige Reihenfolge:

a. AV-Knoten

b. Tawara-Schenkel

c. His-Bündel

d. Sinusknoten

e. Purkinje-Faser

Die richtige Reihenfolge lautet: _____

1.2.6   Erklären Sie anhand Ihrer Zeichnung aus Frage 1.2.1 die Folgen einer Rechtsherzinsuffizienz.

_____

_____

_____

1.2.7   Bitte vervollständigen Sie.

Ein normaler Blutdruck liegt bei ca.   mmHg. Von Bluthochdruck spricht man
ab einem Druck von   mmHg nach   -maliger Messung zu
         Tageszeiten. Für die Normalisierung des Blutdrucks empfehle ich als
Heilpraktiker:

- _____
- _____
- _____
- _____

1.2.8   Nennen Sie die Risikofaktoren für die Entstehung von Arteriosklerose.

_____
_____
_____
_____
_____
_____
_____
_____
_____

1.2.9   Wie erkennen Sie einen Herzinfarkt bei einer Frau? Nennen Sie mögliche Symptome. Welche Laborwerte könnten Sie bestimmen lassen?

_____
_____
_____
_____
_____
_____
_____
_____

1.2.10   Eine Venenthrombose im Bein erkenne ich durch den fehlenden Fußpuls (Pulsus dorsalis pedis). Diese Behauptung ist a) richtig oder b) falsch. Warum?

_____
_____

1.3   Verdauungssystem

1.3.1   Beschreiben Sie die „Reise" eines Vollkornbrötchens durch den Verdauungskanal.

_____
_____
_____
_____
_____
_____
_____
_____
_____
_____
_____
_____
_____
_____
_____
_____
_____
_____
_____

1.3.2   Der Verdauungstrakt ist im Prinzip vom Mund bis zum After gleich aufgebaut,
        bitte beschreiben Sie die einzelnen Schichten:

Schicht	Beschreibung
Adventitia	
Serosa	
Muskularis	
Submukosa	
Mukosa	

1.3.3   Ordnen Sie die anatomischen Besonderheiten den entsprechenden Darmabschnitten zu.

Duodenum		aufsteigender Dickdarm
		Sigmaschleife
		Bauhin'sche Klappe
Jejunum		Mikrovilli
		C-Schlinge
		Appendix
Zäkum		Tänien und Haustren
		Zotten und Krypten
Kolon		Papilla Vateri
		alkalisches Sekret der Bauchspeicheldrüse

1.3.4   Bitte vervollständigen Sie.

Die Darmflora besteht aus ca. 400 unterschiedlichen   , die eine Symbiose mit ihrem Wirt bilden. Dabei ist der Dünndarm eher   und der Dickdarm sehr stark besiedelt. Dabei erfüllen die Bakterien wichtige Aufgaben, wie das Verhindern des Anhaftens von   , die sanfte Anregung des   , die Produktion von   . Zur physiologischen Darmflora gehören v. a.   und   .

1.3.5   Nennen und erklären Sie 4 Erkrankungen des Mundraums. Was müssen Sie als Heilpraktiker dabei beachten?

1. _____
   _____
2. _____
   _____
   _____
3. _____
   _____
   _____
4. _____
   _____
   _____
   _____

1.3.6 Benennen Sie Unterschiede und Gemeinsamkeiten beim Ulcus ventriculi und Ulcus duodeni.

	Ulcus ventriculi	Ulcus duodeni
Unterschiede		
Gemeinsamkeiten		

1.3.7 Ergänzen Sie die fehlenden Begriffe.

Colitis ulcerosa und Morbus Crohn zählen zu den

_____. Die _____ sind grundsätzlich ähnlich, die Diagnose kann

nur _____ erstellt werden. Dominiert werden beide Erkrankungen durch

_____. Bei der Kolitis stehen 20–30 _____ Durchfälle mit

Bauchschmerzen im Vordergrund, während der Morbus Crohn eher durch

_____ im Stuhl auffällt. Die Kolitis befällt nur die _____ Schicht des Darms, während

beim Morbus Crohn alle Wandschichten befallen sind und er sich vom _____ bis

zum _____ ausbreiten kann. Die Komplikationen des Morbus Crohn sind, neben

_____, auch Fistelbildung und _____.

Bei der Kolitis ist das toxische _____ eine gefürchtete Komplikation.

Beide Erkrankungen werden mit _____ und Mesalazin therapiert. Zusätzlich

müssen fehlende Vitamine, _____ und _____ zugeführt

werden.

1.3.8 Fallbeispiel: Eine Patientin, 35 Jahre, leichtes Übergewicht, mit folgender Symptomatik erscheint in Ihrer Praxis: immer wieder Bauchschmerzen, v. a. nach dem Essen, Besserung nach dem Stuhlgang, Blähungen und Obstipation. Sie sei schon bei diversen Ärzten und Heilpraktikern gewesen und keiner konnte ihr helfen. Sie seien die letzte Rettung. Bitte beschreiben Sie Ihr Vorgehen genau! Was empfehlen Sie therapeutisch?

_____

_____

_____

_____

_____

_____

_____

_____

_____

_____

_____

_____

_____

1.3.9   Was versteht man unter einer exokrinen Pankreasinsuffizienz, und wie können Sie diese diagnostizieren?

_____

_____

_____

_____

_____

1.3.10   Darmkrebs ist die zweithäufigste Krebsart in den westlichen Ländern. Erstellen Sie eine Liste der Symptome bei dieser Erkrankung.

_____

_____

_____

_____

_____

_____

_____

_____

1.4   Leber und Galle

1.4.1   Vervollständigen Sie folgende Sätze.

Die Leber ist die _____ Drüse im menschlichen Körper. Sie hat ein Gewicht von ca. _____ kg und liegt im _____ Oberbauch unter dem _____. Ihre Hauptaufgaben sind die _____ und _____ von Enzymen und anderen wichtigen Proteinen. Direkt unterhalb der Leber hängt die _____. Sie dient zur _____ des Gallensafts und hat ein Fassungsvermögen von ca. _____ ml.

1.4.2   Bitte ordnen Sie zu.

Erythrozyt		wasserlöslich
GOT (AST)		wasserunlöslich
Bilirubin		Leber
direktes Bilirubin		Galle
indirektes Bilirubin		120 Tage

1.4.3   Kreuzworträtsel (inklusive Umlauten)

1. Wie heißt der rote Blutfarbstoff?
2. Nennen Sie ein Abbauprodukt des roten Blutfarbstoffs.
3. Gesucht wird die Abkürzung des Leberenzyms.
4. Was ist ein weiteres Abbauprodukt des roten Blutfarbstoffs?
5. Welches Zwischenprodukt entsteht beim Hämoglobinabbau?
6. Dies ist ein Anteil des roten Blutfarbstoffs.
7. Welches Abbauprodukt des roten Blutfarbstoffs findet sich im Darm?
8. Welche Farbe hat Biliverdin?
9. Wo wird die Gallenflüssigkeit abgegeben?

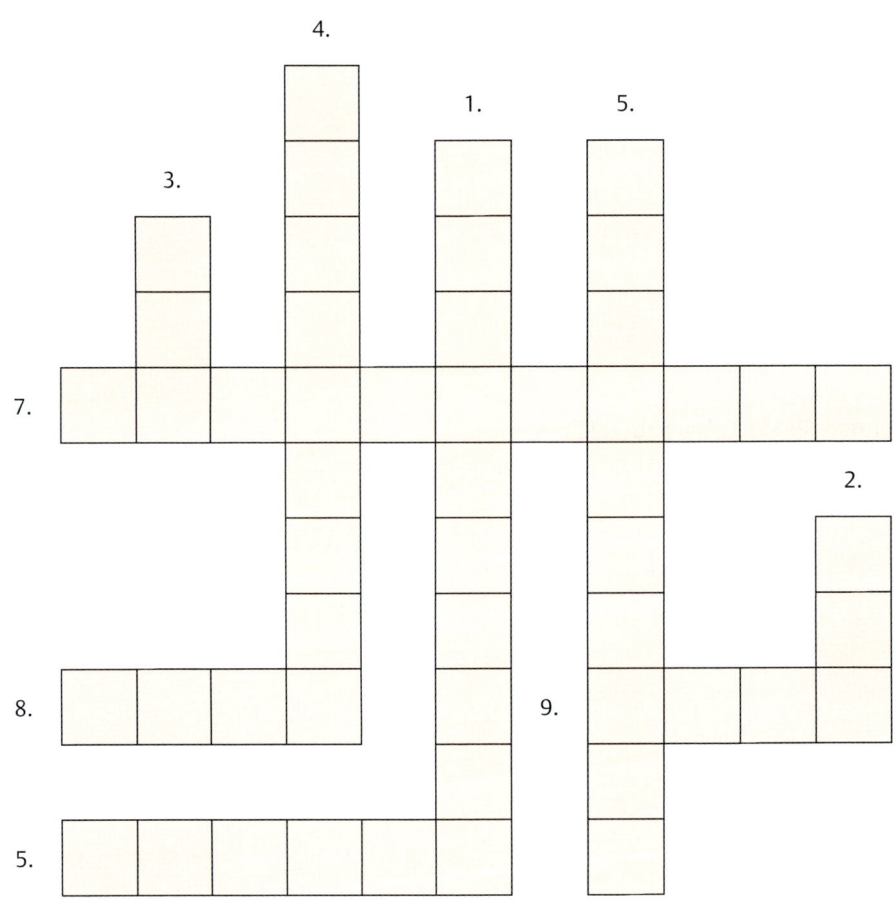

1.4.4 Bitte beschriften Sie die Abb. 1.2.

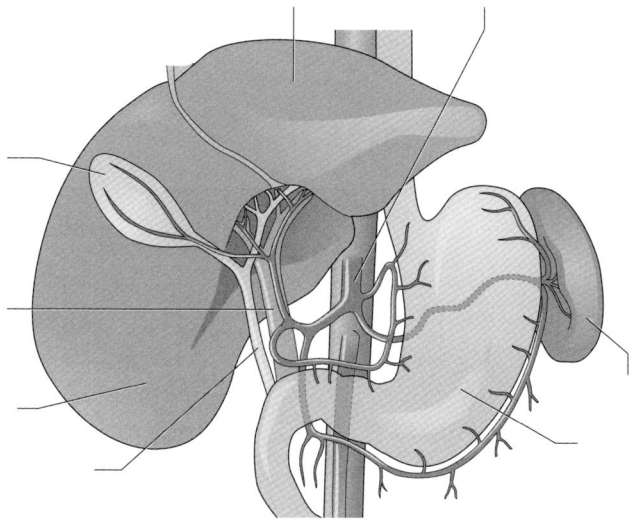

Abb. 1.2 Zeichenvorlage Leber.

1.4.5 Nennen Sie die Leberhautzeichen.

_____
_____
_____
_____
_____
_____
_____
_____
_____
_____

1.4.6   Ordnen Sie die Inkubationszeiten der Hepatitiden zu, und nennen Sie eine Besonderheit dieser Infektion!

- 2–6 Wochen
- 4–6 Wochen
- 8–12 Wochen
- 4–26 Wochen
- 2–8 Wochen

Virus	Inkubationszeit	Besonderheit
Hepatitis A		
Hepatitis B		
Hepatitis C		
Hepatitis D		
Hepatitis E		

1.4.7   Richtig oder falsch? Prüfen Sie bitte folgende Aussagen.

1. An der Leberpforte treten in die Leber ein: die Pfortader, die Leberarterie (A. hepatica) und der Gallengang.

2. Die Gallenblase hat ein Fassungsvermögen von ca. 50 ml und dient der Eindickung und Sammlung des Gallensafts.

3. Der Gallengang (Ductus choledochus) mündet an der Papilla Vateri in den Dickdarm.

1.5   Nieren und ableitende Harnwege

1.5.1   Zeichnen Sie ein Nephron und beschriften Sie dieses.

1.5.2   Erklären Sie anhand Ihrer Zeichnung die Funktion der Nieren und der einzelnen Bauteile.

_____

_____

_____

_____

_____

_____

_____

_____

1.5.3   Was versteht man unter dem nephrotischen Syndrom?
Bitte erklären Sie auch die Pathophysiologie!

_____

_____

_____

_____

_____

_____

_____

_____

_____

_____

1.5.4   Wie lautet der Normbereich für den Blut-pH-Wert, und wie wird dieser geregelt?

_____

_____

_____

_____

_____

_____

_____

_____

_____

_____

1.5.5   Bitte ergänzen Sie folgende Sätze.

Am Herzen führt eine Hyperkaliämie zu _____ ,
eine Hypokaliämie dagegen zu _____ .
Kalium ist das wichtigste Ion im _____ .

1.5.6   Ordnen Sie zu.

dekompensierte respiratorische Azidose		massive Durchfälle und Erbrechen
kompensierte metabolische Azidose		Hyperventilation
dekompensierte metabolische Alkalose		vermehrte Abatmung von Kohlendioxid
kompensierte respiratorische Alkalose		Blut-pH-Wert < 7,35

1.5.7 Bei welchen Erkrankungen leidet die Niere mit und wie?

_____
_____
_____
_____
_____
_____
_____

1.5.8 Das akute Nierenversagen verläuft in 4 Stadien. Beschreiben Sie die wichtigsten Symptome der einzelnen Stadien.

	Stadium 1	Stadium 2	Stadium 3	Stadium 4
Symptome				
Dauer				

1.5.9 Fallbeispiel: Ein Patient, 65 Jahre, sucht Ihre Praxis auf, weil er seit 3 Wochen sehr müde und abgeschlagen ist. Außerdem hat er seit längerer Zeit einen Juckreiz begleitet von gelegentlichen Durchfällen. Der Blutdruck liegt bei 150/90 mmHg, beim Messen fällt Ihnen ein urinartiger Mundgeruch auf.
Wie gehen Sie vor?

_____
_____
_____
_____
_____
_____

1.5.10 Welche Maßnahme kennen Sie bei unkomplizierten Harnwegsinfekten?

_____
_____
_____
_____
_____
_____
_____

1.6   Hormonsystem

1.6.1   Vervollständigen Sie folgende Sätze.

Hormone sind _____, die in _____ krinen Drüsen produziert und

ins _____ abgegeben werden. Hormone übermitteln also _____.

Es gibt 2 Arten von Hormonen: die _____ und die _____

Hormone. Die fettlöslichen Hormone können durch die Zellwand ins Zellinnere bis in den

_____ dringen und dort verschiedene Gene zur Exposition bringen.

Ein typischer Vertreter für fettlösliche Hormone ist das _____, ein

_____, das aus dem Baustein _____ besteht.

Die wasserlöslichen Hormone hingegen binden sich an einen auf der

_____ sitzenden Rezeptor, der aktiviert wird und verschiedene biochemische Reaktionen im Zellinneren

bewirkt. Wasserlösliche Hormone sind z. B. _____.

Steuerzentrale des Hormonsystems ist der _____. Hier laufen die Informationen

der Außenwelt (Reize) und der Innenwelt zusammen. Der Hypothalamus bildet seinerseits

_____-Hormone und _____-Hormone.

1.6.2   Nennen Sie die Hormone und kurz ihre Funktionen.

Hormon	Funktion
Hypophysenvorderlappen	
Hypophysenhinterlappen	

1.6.3   Was bewirken die Schilddrüsenhormone?

_____

_____

_____

_____

_____

_____

_____

1.6.4   Über welche Symptome klagt ein Patient mit einer Schilddrüsenunterfunktion?

_____
_____
_____
_____
_____
_____
_____
_____
_____

1.6.5   Welche Laborwerte finden Sie bei der Schilddrüsenunterfunktion?

_____
_____
_____
_____
_____
_____
_____
_____

1.6.6   Ordnen Sie die Hormone ihrem Ursprung zu.

Hypothalamus		Glukagon
		Mineralokortikoide
Bauchspeicheldrüse		Somatostatin
		TRH
Nebennierenrinde		Progesteron
		Adrenalin
Sexualorgane		Insulin
		Noradrenalin
Hypophyse		Östrogen
		Testosteron
Nebennierenmark		Kortisol
		Sexualhormone

1.6.7   Bei welchen Symptomen denken Sie an eine hormonelle Erkrankung?
Bitte nennen Sie mindestens 5.

_____

_____

_____

_____

_____

1.6.8   Diabetes mellitus: Es gibt 2 unterschiedliche Arten. Nennen Sie beide und
beschreiben Sie die Krankheitsentstehung.

_____

_____

_____

_____

_____

_____

_____

_____

_____

_____

_____

_____

_____

_____

1.6.9   Die Nebennierenrinde produziert verschiedene Hormone. Nennen Sie diese, und
beschreiben Sie deren Funktion und welche Symptome auftreten, wenn davon zu viel oder
zu wenig gebildet wird. Wie heißt das entsprechende Krankheitsbild?

_____

_____

_____

_____

_____

_____

_____

_____

_____

_____

_____

1.6.10 Zeichnen Sie einen Patienten mit einer Schilddrüsenüberfunktion. Seien Sie kreativ und versuchen Sie, alle Symptome bildlich darzustellen. (Es kommt nicht auf die künstlerische Qualität an.)

1.7 Immunsystem, Lymphe und Allergie

1.7.1 Es gibt 5 Antikörperklassen. Bennen Sie diese, geben Sie jedem Antikörper einen „Spitznamen", und beschreiben Sie kurz seine Funktion.

1. _____
2. _____
3. _____
4. _____
5. _____

1.7.2 Aus welchen Teilen setzt sich die Körperabwehr zusammen?

_____
_____
_____
_____
_____
_____
_____
_____
_____
_____

1.7.3   Wie unterscheiden sich die aktive und die passive Impfung?

Aktive Impfung	Passive Impfung

1.7.4   Woraus besteht das retikuloendotheliale System?

_____

_____

_____

_____

1.7.5   Benennen Sie die 4 verschiedenen Leukämiearten und ihre Abkürzung.

- _____
- _____
- _____
- _____

1.7.6   Fallbeispiel: Eine junge Frau sucht bei Ihnen Hilfe: Seit Wochen ist sie sehr müde, schläft schlecht, weil sie schwitzt und Gewicht verloren hat. Die klinische Untersuchung ergibt einen Druckschmerz im Oberbauch und geschwollene Lymphknoten im Halsbereich. Wie gehen Sie weiter vor?

_____

_____

_____

_____

1.7.7   Welche Allergietypen kennen Sie? Was geht im Körper vor? Nennen Sie Beispiele.

Allergietyp	Pathophysiologie	Beispiele

1.7.8   Was läuft bei einer Entzündung im Körper ab, und wie können Sie diese erkennen?

_____

_____

_____

_____

_____

_____

_____

_____

_____

_____

1.7.9 Bitte vervollständigen Sie folgenden Satz, und ergänzen Sie zu den Stadien die Symptomatik.

Der anaphylaktische Schock ist eine heftige Reaktion bei einer Typ- _____ -Allergie. Sie kann zum _____ und _____ führen. Die Anaphylaxie verläuft in _____ Stadien mit den Symptomen:

Stadium 1: _____

Stadium 2: _____

Stadium 3: _____

Stadium 4: _____

Meist wird lediglich das Stadium _____ erreicht. Ab dem Stadium _____ muss der Notarzt verständigt und ein _____ gelegt werden. Besonders bei _____ - Allergenen besteht diese Gefahr.

1.7.10 Rollenspiel für die Gruppe: Inszenieren Sie den Ablauf einer Infektion mit folgenden Mitspielern. Viel Spaß!

1. Bakterium
2. Makrophage
3. IgM-Antikörper
4. Komplement
5. IgG-Antikörper

_____
_____
_____
_____
_____
_____
_____

2 Weitere Organsysteme

2.1 Sinnesorgane – Auge und Ohr

2.1.1 Zeichnen Sie grob ein Auge im Querschnitt, und beschriften Sie die wichtigsten Teile.

2.1.2 Bitte erklären Sie in eigenen Worten folgende Begriffe.

- Miosis:
  _____

- Mydriasis:
  _____

- Adaptation:
  _____

- Katarakt:
  _____

- Glaukom:
  _____

2.1.3 Welche Besonderheiten befinden sich auf der Netzhaut des Auges?

_____
_____
_____
_____

2.1.4   Welche Strukturen sind für die Gleichgewichtsfunktion zuständig, und wo befinden sich diese?

_____
_____
_____
_____
_____
_____
_____

2.1.5   Nennen Sie 4 Ursachen für plötzliche Sehstörungen:

1. _____
2. _____
3. _____
4. _____

2.1.6   Was sind typische Symptome bei einer Mittelohrentzündung?

_____
_____
_____
_____

2.2   Haut

2.2.1   Zeichnen Sie die 3 wichtigen Hautschichten auf, und benennen Sie diese.

2.2.2 Bitte vervollständigen Sie.

Die Haut ist das _____ Organ im menschlichen Körper. Die Haut erfüllt zahlreiche

Aufgaben, wie _____

und _____. Auf der Haut lassen sich viele _____

ablesen, die Haut wird auch als _____ der Seele bezeichnet. Grundsätzlich

unterscheidet man in _____ haut und _____ haut. Letztere wird wegen

ihres Aussehens so bezeichnet und enthält Haare und Drüsen. Hautanhangsgebilde sind

_____, _____ und _____.

2.2.3 Bezeichnen Sie folgende Effloreszenzen in eigenen Worten und nennen Sie ein Beispiel!

Effloreszenz	Beschreibung	Beispiel
Papel		
Blase		
Quaddel		
Schuppe		
Erosion		

2.2.4 Juckreiz kann viele Ursachen haben. Nennen Sie mindestens 5.

_____

_____

_____

_____

_____

2.2.5   Wie unterscheiden Sie Neurodermitis und Schuppenflechte (Psoriasis)?

	Neurodermitis	Psoriasis
Definition		
Ursachen		
typische Symptome		
Komplikationen		
Diagnose		
Therapie		

2.2.6   Fallbeispiel: Eine Frau im mittleren Alter sucht Ihren Rat wegen einer Hautrötung mit Juckreiz im Bereich der Hände. Die Patientin gibt an, Friseurin zu sein, arbeite jedoch immer mit Handschuhen.
Welchen Verdacht haben Sie? Wie gehen Sie vor?

_____

_____

_____

_____

_____

_____

2.2.7 Basaliom, Spinaliom und Melanom sind bösartige Hauterkrankung. Bitte ergänzen Sie.

	Basaliom	Spinaliom	Melanom
Häufigkeit			
Prädilektionsstelle			
Wachstum			
Therapie			

2.3 Nervensystem

2.3.1 Sammeln Sie 1 min lang alle Begriffe, die Ihnen zu den Nerven einfallen, und notieren Sie diese. Dann bilden Sie mündlich(!) mit diesen Wörtern ganze Sätze.

_____

_____

_____

_____

_____

_____

_____

_____

_____

_____

2.3.2   Zeichnen und beschriften Sie eine Nervenzelle.

2.3.3   Welche wichtigen Hirnbereiche lassen sich unterscheiden, und welche Funktion haben sie?

_____
_____
_____
_____
_____
_____
_____

2.3.4   Nennen Sie je ein Beispiel für einen Eigenreflex, Fremdreflex und viszeralen Reflex, und testen Sie diesen direkt an sich oder Ihrem Lernpartner.

- Eigenreflex:

_____

- Fremdreflex:

_____

- (kuti-)viszeraler Reflex:

_____

2.3.5 Fallbeispiel: Ein kleiner Patient, 7 Jahre, wird Ihnen mit Kopfschmerzen und Fieber in der Praxis vorgestellt.
Welchen Verdacht haben Sie, und welche Zeichen sind zu prüfen?

Es besteht der Verdacht auf _____ , der anhand folgender Zeichen geprüft wird:

_____

_____

_____

_____

_____

_____

_____

_____

_____

2.3.6 Nennen Sie verschiedene Ursachen für Schwindel.

_____

_____

_____

_____

_____

_____

_____

_____

_____

2.3.7 Bitte vervollständigen Sie folgende Sätze.

Der Schlaganfall oder _____ ist eine _____

in Bereichen des Gehirns. Ursache dafür sind meistens _____

Veränderungen. Dabei kann es sowohl ins Gehirn _____ als auch Gefäße

_____ .

Risikofaktoren für einen Schlaganfall sind: _____

_____ . Typische Symptome sind:

_____

_____

_____

_____

_____

_____

_____

2.3.8   Erzählen Sie aus der Sicht eines Patienten mit Multipler Sklerose (MS) Ihre Symptome!
Bitte benutzen Sie dabei die Ich-Form. (Diese Aufgabe kann auch als Rollenspiel gelöst
werden, wobei Ihr Gegenüber die MS erkennen muss.)
Dieses Spiel können Sie mit **allen** Erkrankungen machen.

_____
_____
_____
_____
_____
_____
_____
_____

2.3.9   Es gibt verschiedene Ursachen für Polyneuropathie (PNP), bitte ergänzen Sie.

- toxische PNP:

_____

- stoffwechselbedingte PNP:

_____

- PNP durch Infekte:

_____

- PNP durch Mangel- oder Fehlernährung:

_____

2.3.10 Ein Patient klagt über Kopfschmerzen. Erstellen Sie einen Anamnesebogen.
Was erfragen Sie? Was untersuchen Sie?

_____
_____
_____
_____
_____
_____
_____
_____
_____
_____
_____
_____
_____
_____

2.4 Psychiatrie

2.4.1 Nennen Sie 5 verschiedene psychische Erkrankungen.

_____

_____

_____

_____

_____

2.4.2 Bei welchen Symptomen haben Sie den Verdacht auf eine psychische Störung?
Nennen Sie mindestens 5!

_____

_____

_____

_____

_____

2.4.3 Welche Formen der Depression kennen Sie?

_____

_____

_____

_____

_____

2.4.4 Gruppenaufgabe: Spielen Sie im Rollenspiel folgende Krankheitsbilder.
Die Situation: Sie treffen sich nach 10 Jahren zum Klassentreffen wieder, sitzen zum
Abendessen an einem Tisch und kommen ins Gespräch. Verteilen Sie die Rollen so, dass
jeder nur seine eigene kennt!

- Alkoholabhängigkeit
- Depression
- Magersucht
- Zwangsstörung

2.4.5   Woran erkennen Sie einen Burn-out-Patienten? Was raten Sie ihm/ihr?

_____

_____

_____

_____

_____

_____

_____

_____

_____

_____

2.4.6   Fallbeispiel: Eine Patientin, 38 Jahre, erscheint in Ihrer Praxis und klagt über Schlafstörungen, Konzentrationsmangel und erzählt von Selbstmordgedanken. Sie habe bereits Schlaftabletten gesammelt, das Leben habe keinen Sinn mehr, seit ihr Mann sie verlassen hat.
Was tun Sie?

_____

_____

_____

_____

_____

_____

_____

_____

2.4.7   Was sind Antidepressiva? Welche Wirkstoffgruppen gibt es?

_____

_____

_____

_____

_____

_____

_____

_____

_____

_____

_____

_____

_____

_____

2.4.8   Bitte ordnen Sie folgende Angststörungen zu.

Herzangst		Angst vor engen, geschlossenen Räumen
Agoraphobie		Angst vor dem Zahnarzt
Akrophobie		Angst vor Spinnen
soziale Phobie		Angst vor dem Erröten, vor Menschengruppen
Arachnophobie		Angst vor Tieren
Dentophobie		Angst vor großen Höhen
Zoophobie		Tachykardie, Herzjagen, Beklemmung in der Brust

2.4.9   Bitte erstellen Sie eine Mind-Map zu den verschiedenen Persönlichkeitsstörungen.

2.4.10 Welche Drogen und Süchte kennen Sie?

_____
_____
_____
_____
_____

3 Spezielle Prüfungsthemen

3.1 Infektionskrankheiten

3.1.1 Bitte erarbeiten Sie die wichtigsten Unterschiede folgender Erreger.

	Größe	Aufbau	Vermehrung
Bakterien			
Viren			
Pilze			
Parasiten			

3.1.2 Womit beschäftigt sich die Klinische Mikrobiologie, und welche Rechte und Pflichten haben Sie als Heilpraktiker?

_____
_____
_____
_____
_____
_____

3.1.3 Hepatitis B ist eine der am weitesten verbreiteten Infektionskrankheiten der Welt mit ca. 350 Mio. Infizierten. Allein in Deutschland erkranken jährlich rund 5000 Personen, dabei gibt es einen Impfstoff dagegen. Wie können Sie sich das erklären?

_____
_____
_____
_____
_____
_____
_____
_____

3.1.4 Stellen Sie sich vor, Sie sind ein winziges Virus und treffen ein Bakterium. Wie sieht diese Begegnung aus, was können Sie tun, was bevorzugen Sie, wo leben Sie? (Diese Übung kann natürlich auch zu zweit oder zu dritt, hier zusätzlich mit einem Pilz, gespielt werden.)

_____
_____
_____
_____
_____
_____
_____
_____
_____
_____
_____
_____
_____
_____
_____
_____

3.1.5 Nach einer Party erkranken plötzlich Sie und einige Ihrer Freunde am Abend des nächsten Tages mit Übelkeit, Erbrechen und Durchfällen. Was tun Sie?

_____
_____
_____
_____
_____

3.1.6   Hepatitis-Quiz: Ordnen Sie zu. (Sie können sich die Begriffe auch auf Karten schreiben und als Memory spielen.)

Hepatitis A		benötigt Hepatitis-B-Virus zur Vermehrung
		sehr oft keine oder unspezifische Symptome
Hepatitis B		lange Inkubationszeit bis zu 6 Monaten
		Übertragung fäkal-oral
Hepatitis C		Durchfall und Erbrechen
		Karzinombildung möglich
Hepatitis D		Magen-Darm-Symptome
		kurze Inkubationszeit
Hepatitis E		chronischer Verlauf
		Superinfektion schlimmer als Simultaninfektion

3.1.7   Fallbeispiel: Die Borreliose kommt in einigen Gebieten Deutschland endemisch (örtlich gehäuft) vor. Eine Patientin erscheint in Ihrer Praxis und zeigt Ihnen ein Erythem an der Wade von ca. 7 cm Durchmesser. Sie erklärt Ihnen, dies sei seit 1 Woche nach einem Zeckenbiss so, könne aber nicht so schlimm sein, da sie gegen Zecken geimpft sei. Was tun Sie als Heilpraktiker? (Auch diese Aufgabe kann im Rollenspiel bearbeitet werden.)

_____

_____

_____

_____

_____

_____

_____

_____

3.1.8   Wählen Sie aus der Liste die 3 Infektionskrankheiten aus, die am häufigsten in Deutschland vorkommen.

- Typhus
- Diphtherie
- Pfeiffer'sches Drüsenfieber
- AIDS
- grippaler Infekt
- Tollwut
- Röteln
- Masern
- Wundrose

3.1.9 Viele virale Infektionen verbergen sich hinter einem subklinischen Verlauf.
Welche Symptome oder Laborwerte weisen dennoch auf eine Infektion mit Viren hin?

_____

_____

_____

_____

_____

_____

_____

_____

_____

3.1.10 Fallbeispiel: Ein Patient erscheint in Ihrer Praxis mit Husten. Diesen hat er nun seit
1 Woche, es wird nicht besser, nun hat er dazu auch noch leichtes Fieber und fühlt sich
schwach.
Welche Erreger kommen grundsätzlich infrage? (Der Patient war nicht im Ausland.)

_____

_____

_____

_____

_____

_____

_____

_____

_____

3.2 Onkologie

3.2.1 Erstellen Sie eine Liste der möglichen allgemeinen Symptome, die Hinweise auf eine
Krebserkrankung liefern können. Wann werden Sie hellhörig?

_____

_____

_____

_____

_____

_____

_____

_____

3.2.2 Krebserkrankungen zählen mit zu den häufigsten Erkrankungen in den westlichen Ländern. Tragen Sie in die Tabelle die Häufigkeit der unterschiedlichen Krebsarten ein.

Häufigkeit	Männer	Frauen
1. Stelle		
2. Stelle		
3. Stelle		
4. Stelle		
5. Stelle		

3.2.3 Komplettieren Sie folgende Tabellen zu den 4 Leukämiearten.

	ALL	AML
Betroffene		
Häufigkeit		
Symptome		
Therapie		
Prognose		

	CLL	CML
Betroffene		
Häufigkeit		
Symptome		
Therapie		
Prognose		

3.2.4 Bitte ergänzen Sie zu den genannten Symptomen die dahinter vermutete Erkrankung:

- erschwertes Wasserlassen beim Mann: _____
- schmerzloses Blut im Urin: _____
- Abneigung gegen Fleisch: _____
- Veränderungen der Stuhlgewohnheiten: _____
- lange anhaltender Husten: _____
- dunkler Stuhl: _____
- Blutungen nach den Wechseljahren: _____

3.2.5 Krebserkrankungen sind sehr häufig. Eventuell kennen Sie selbst jemanden mit dieser Erkrankung. Wenn nicht, gibt es viele Erfahrungsberichte im Internet oder als Buch. Was belastet die Betroffenen am meisten? Wie können Sie als Heilpraktiker helfen?

_____

_____

_____

_____

_____

_____

_____

_____

_____

_____

_____

3.2.6 Jede 9. Frau erkrankt in Deutschland an Brustkrebs. Welche Maßnahmen raten Sie Frauen zur Vorsorge?

_____

_____

_____

_____

_____

_____

_____

_____

_____

_____

_____

3.2.7 Darmkrebs: Bitte vervollständigen Sie.

Darmkrebs ist in Deutschland die _____ Krebserkrankung und betrifft Männer und Frauen _____ . Darmtumoren wachsen sehr _____ und verursachen so lange Jahre _____ Symptome. Doch Darmkrebs ist in einem frühen Stadium durchaus _____ . Darum ist jede _____ der Stuhlgewohnheiten abzuklären. Hierzu gehören:

- _____
- _____
- _____
- _____
- _____

Wird ein Darmkrebs früh erkannt, so hat er noch nicht in andere Organe _____ . Die Heilungschancen sind dann _____ . Besonders Personen mit bekannten Darmkrebserkrankungen in der _____ sollten auf ihre Stuhlgewohnheiten achten und Früherkennungsmaßnahmen nutzen.

3.2.8 Fallbeispiel: Ein Mann, 64 Jahre, leichtes Übergewicht stellt sich in Ihrer Praxis vor und äußert folgende Beschwerden: Druckgefühl hinter dem Brustbein, besonders nach dem Essen, Sodbrennen nach Verzehr besonders von Süßspeisen, keine Schluckbeschwerden, jedoch schnell satt, dadurch auch Gewichtsabnahme von 3 kg in den letzten 8 Wochen. Welchen Verdacht haben Sie? Wie gehen Sie weiter vor? (Diese Aufgabe ist auch als Rollenspiel lösbar.)

_____

_____

_____

_____

_____

_____

_____

3.2.9 Welche Risikofaktoren für die Entstehung von Krebserkrankungen gibt es, und was kann jeder für sich selbst tun? Füllen Sie die Tabelle aus.

Risikofaktoren	Prophylaxe

3.2.10 Wie entsteht Krebs?

_____

_____

_____

_____

_____

_____

_____

3.3 Besondere Personengruppen

3.3.1 Mit welchen Erkrankungen oder Problemen müssen Sie bei folgenden Personengruppen rechnen? Nennen Sie jeweils die 3 häufigsten.

Ältere Menschen	Schwangere	Kinder	Sportler

3.3.2 Worauf sollte bei der Ernährung von Kindern ganz allgemein geachtet werden?

_____
_____
_____
_____
_____
_____

3.3.3 Welche Störungen gehören zu den Wechseljahre? Wählen Sie aus.

- Schlafstörungen
- Reizbarkeit
- trockene Haut

- Hitzewallungen
- rasche Erschöpfung
- unwillkürlicher Harnabgang

- Antriebsarmut
- Gewichtszunahme
- Abneigung gegen Fleisch

3.3.4 Bei welchen Symptomen sollten Sie an eine beginnende Demenzerkrankung denken? Diese Aufgabe können Sie auch im Rollenspiel durchführen. Stellen Sie sich als Demenzkrankte/r in Ihrer Praxis vor, nennen Sie konkrete Beispiele für Ihr merkwürdiges Handeln.

_____
_____
_____
_____
_____
_____
_____
_____

3.3.5 Fallbeispiel: Eine Ihrer Patientinnen ist hochschwanger, ruft Sie an und berichtet über folgende Symptome: Sie habe seit 2 Tagen Kopfschmerzen und Ohrensausen.
Ihr sei übel, wenn sie Speisen zubereitet und beim Aufstehen wird ihr leicht schwindelig.
Auf Ihre Nachfrage, ob die Beine geschwollen seien, wird das von der Patientin bestätigt.
Sie sagt Ihnen aber, dass dies schon längere Zeit so sei und am Morgen wieder weg ist.
Am meisten Probleme bereite ihr die Übelkeit, denn sie hat dadurch keinen Appetit und sollte doch essen.
Welchen Verdacht haben Sie? Wie gehen Sie vor? Was wären die Komplikationen?

_____

_____

_____

_____

_____

_____

_____

_____

_____

_____

_____

_____

_____

_____

3.3.6 Nach bestandener Heilpraktikerprüfung setzten Sie sich neue Ziele und wollen im nächsten Jahr einen Halbmarathon laufen. Wie gehen Sie vor, um Ihr Ziel zu erreichen?

- körperliches Training:

_____

_____

_____

_____

- Ernährung:

_____

_____

_____

_____

- Psyche:

_____

_____

_____

_____

4 In der Praxis

4.1 Berufskunde

4.1.1 Wie lautet der § 1 des Heilpraktikergesetzes (HPG)? Bitte möglichst im Originaltext! Wichtig für Ihre mündliche Prüfung!

_____
_____
_____
_____
_____
_____
_____
_____
_____

4.1.2 Eine Dame stellt sich in Ihrer Praxis vor: Sie war vergangene Woche bei Ihrer Fußpflegerin. Diese habe durch eine Fußreflexzonentherapie eine Störung im Darm diagnostiziert, was tatsächlich auch sei. Sie habe von der Fußpflegerin auch gleich ein Mittel mitbekommen, jedoch sei Ihre Verstopfung nun noch schlimmer geworden. Was das für ein Mittel ist, weiß die Dame nicht, denn es wurde aus einer größeren Dose abgefüllt.
Mit welchen Gesetzen kommt die Fußpflegerin hier in Konflikt?

_____
_____
_____
_____
_____

4.1.3 Eine Vertreterin verspricht Ihnen ein lukratives Zweiteinkommen, wenn Sie in Ihrer Praxis Nahrungsergänzungsmittel an Ihre Patienten verkaufen.
Dürfen Sie das? Was müssen Sie dabei beachten?

_____
_____
_____
_____
_____

4.1.4   Ihre Praxis floriert, Sie haben täglich 20 Patienten und werden immer bekannter. Jedoch schaffen Sie die vielen Behandlungen nicht mehr alleine und wollen einen Praktikanten anstellen. Ein Honorar bekommt dieser nicht, da er bei Ihnen hospitieren und lernen kann. Was müssen Sie nun beachten?

\
\
\
\
\
\
\
\
\
\
\
\

4.1.5   Welche Pflichten haben Sie als Heilpraktiker?

\
\
\
\
\
\
\
\
\
\
\
\

4.1.6   Was dürfen Sie als Heilpraktiker **nicht**?

\
\
\
\
\
\
\
\
\
\
\
\

4.1.7 Sie haben die Prüfung bestanden, sind Heilpraktiker (Glückwunsch!) und erarbeiten einen Flyer für Ihre Praxis. Was müssen Sie dabei beachten?

_____

_____

_____

_____

_____

_____

_____

_____

_____

_____

_____

4.1.8 Was müssen Sie bei der Inbetriebnahme eines Gerätes in Ihrer Praxis beachten? Welche Gesetze kommen zur Anwendung?

_____

_____

_____

_____

_____

_____

_____

_____

_____

_____

_____

4.1.9 Sie entscheiden sich dafür, in Ihrer Praxis mit Bachblüten zu arbeiten. Was müssen Sie dabei beachten?

_____

_____

_____

_____

4.1.10 Sie unterliegen der Meldepflicht nach § 6 des Infektionsschutzgesetzes (IFSG). Was bedeutet das ganz praktisch für das Vorgehen bei einem Verdachtsfall?

_____

_____

_____

_____

_____

_____

_____

4.2   Hygiene

4.2.1   Unterscheiden und nennen Sie geeignete Verfahren oder Chemikalien.

	Desinfektion	Sterilisation
Beschreibung		
Verfahren bzw. Chemikalien		

4.2.2   Erstellen Sie eine Checkliste zur Blutentnahme. Wie gehen Sie exakt vor?

_____
_____
_____
_____
_____
_____
_____
_____
_____
_____
_____
_____
_____
_____

4.2.3   In Ihrer Praxis fallen Abfälle an. Was müssen Sie bei deren Entsorgung berücksichtigen?

_____
_____
_____
_____
_____
_____

4.2.4 Sie richten Ihre Praxis ein. Folgende Dinge sind zu beachten:

- Behandlungsräume:

  _____
  _____
  _____

- Behandlungsliege:

  _____
  _____
  _____

- Toilette:

  _____
  _____
  _____

- Wartebereich:

  _____
  _____
  _____

4.2.5 Um ein gebrauchsfertiges Arzneimittel herstellen zu können, benötigen Sie täglich kleine Mengen Natriumchlorid-Lösung 0,9 %. Dafür verwenden Sie eine 100 ml Flasche. Was müssen Sie bei der Verwendung beachten?

  _____
  _____
  _____
  _____

4.2.6   Kreuzworträtsel (inklusive Umlauten)

1. Welches Verfahren dient zur Abtötung von pathogenen Keimen?
2. Wie nennt man die vorübergehende Isolation von Personen oder Tieren?
3. Was tragen Sie immer bei der Blutabnahme?
4. Gesucht wird das Synonym für keimfrei.

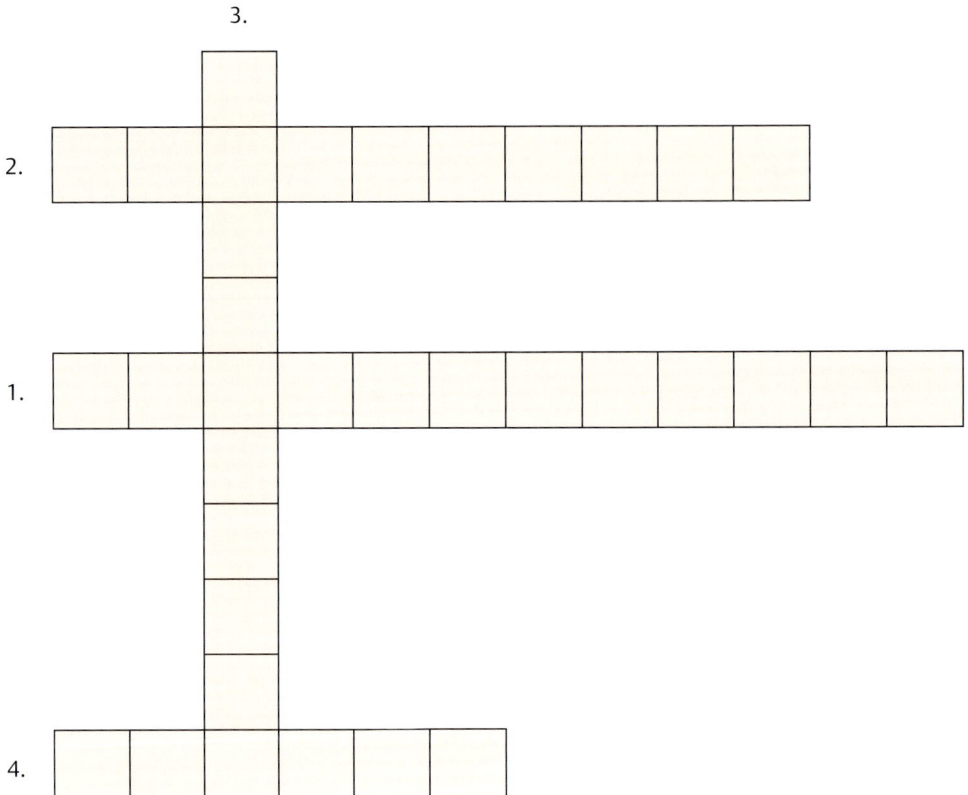

4.3   Labor – Blutuntersuchung

4.3.1   Stellen Sie sich vor, Sie sind ein Erythrozyt: Wie sieht Ihre Entwicklung aus? Welche Zellstadien durchlaufen Sie? (Sie können die Vorstellung auch in der Gruppe erweitern, sodass sich jeder als Blutzelle vorstellt: Granulozyt, Monozyt, Lymphozyt etc.)

_____
_____
_____
_____
_____
_____
_____
_____
_____
_____

4.3.2   Vervollständigen Sie folgende Sätze.

Der Mensch verfügt über ca. 5–7 l Blut. Es besteht hauptsächlich aus   .
Man unterscheidet   und   Bestandteile. Im Plasma befinden
sich neben   auch   Teilchen, wie
                . Zu den festen Bestandteilen gehören alle   . Diese werden
wiederum grob unterschieden in 3 Zellarten: .
Die größten sind die   , die häufigsten sind die Erythrozyten, davon besitzen wir
ca. 5 Mio. pro µl Blut. Der Anteil der festen Bestandteile im Blut wird als
angegeben und sollte beim Gesunden bei   liegen.

4.3.3   Ordnen Sie folgende Laborwerte den entsprechenden Normbereichen zu.

Leukozytenzahl		150 000–380 000/µl
MCV		10–50 U/l
GOT		80–98 fl
Hb (Hämoglobin)		< 110 mg/dl
Thrombozyten		5000–12 000/µl
Glukose nüchtern		12–16 g/dl

4.3.4   Viele Erkrankungen zeigen sich durch eine Erhöhung entsprechender Enzyme im Blut.
Diese stammen aus den Zellen der betroffenen Organe.
Für welche Erkrankungen sprechen folgende Enzymveränderungen:

- GOT/GPT ↑: _____
- Lipase ↑: _____
- CK-MB ↑: _____
- AP (alkalische Phosphatase) ↑: _____
- CHE (Cholinesterase) ↓: _____

4.3.5   Blutgruppen-Puzzle: Zeichnen Sie folgende Bausteine der Blutgruppen auf jeweils
1 Kärtchen: 1 Erythrozyt, je 1 Antigen A, B, Anti-A und Anti-B (Abb. 4.1).
Legen Sie daraus alle Blutgruppen nacheinander auf den Tisch.

Abb. 4.1   Vorlage Blutgruppen-Puzzle.

4.3.6   Was ist der Unterschied zwischen Serum und Plasma?
Erklären Sie in Ihren eigenen Worten.

_____
_____
_____
_____

4.3.7   Welche Bestandteile finden Sie im Blut eines gesunden Menschen?
Markieren Sie die zutreffenden.

- Harnsäure
- Bakterien
- Salze
- Eiweiß
- einige Pilze
- Blutplättchen
- Zucker
- Killerzellen
- Lymphoblasten
- Cholesterin
- Bilirubin
- neutrophile Granulozyten
- Wasser
- Metalle
- Triglyzeride

4.4 Notfälle

4.4.1 Fallbeispiel: Im Supermarkt nebenan am frühen Abend: Vor Ihnen steht ein junger Mann an der Käsetheke. Ihnen fällt auf, dass er sehr ungeduldig ist und schimpft, weil es nicht schnell genug voran geht. Außerdem schwitzt er. Plötzlich wird er weiß und bricht langsam an seinem Einkaufswagen zusammen, er ist kaum noch ansprechbar.
Wie gehen Sie vor? Bitte legen Sie die Reihenfolge fest:

a. In die stabile Seitenlage bringen.

b. In seiner Tasche nach Medikamenten oder Ausweisen suchen (Allergiepass, Diabetikerausweis…).

c. Sie finden einen Diabetikerausweis.

d. Notarzt rufen.

e. Ansprechen und nach seinem Namen fragen, den er Ihnen sagen kann.

f. Puls (sehr hoch) und Atmung (beschleunigt; auch auf den Geruch achten!) überprüfen.

g. Sie laufen in die Süßwarenabteilung, besorgen eine Packung Traubenzucker und legen ihm ein Stück in seine Backentasche.

Die richtige Reihenfolge lautet: _____

4.4.2 Warum ist die Gabe von Zucker im Zweifel (ob Über- oder Unterzuckerung) immer die richtige Sofortmaßnahme?

_____

_____

_____

4.4.3 Ein anaphylaktischer Schock kann durch viele Substanzen ausgelöst werden. Auch in Ihrer Praxis kann dies schon durch Gabe eines homöopathischen Mittels geschehen. Bitte tragen Sie in die Tabelle die zu den Phasen gehörenden Symptome und das richtige Vorgehen ein.

Phase	Symptome	Maßnahmen
0		
I		
II		
III		
IV		

4.4.4 Ein Herzinfarkt kann sehr unterschiedlich verlaufen, außerdem sind die Symptome bei Männern und Frauen verschieden. Bitte nennen Sie die geschlechtsspezifischen Symptome. In welchem Lebensalter ist die jeweilige Gruppe betroffen?

Männer	Frauen

4.4.5 Fallbeispiel: Ein Patient erläutert Ihnen seine Familiengeschichte in der Anamnese und wird dabei so emotional, dass er einen Asthmaanfall erleidet. Wie lagern Sie den Patienten?

- Sie bringen ihn in die stabile Seitenlage, damit beim Husten evtl. Erbrochenes nicht in die Luftröhre gelangen kann.
- Sie bringen ihn in die Schocklage, damit das Blut besser zum Herzen fließen kann.
- Sie beruhigen den Patienten und fordern ihn auf, im Sitzen oder Stehen ruhig zu atmen.
- Sie machen nichts, da der Patient als Betroffener am besten weiß, wie es ihm schnell besser geht.

4.4.6 Fallbeispiel: Unfall auf der A1: 5 Autos sind schwer kollidiert. Sie kommen als einer der Ersten zum Unfallort. Wie gehen Sie vor? Erstellen Sie eine Checkliste. Welche Informationen benötigen Polizei und Notarzt?

_____
_____
_____
_____
_____
_____
_____
_____
_____
_____

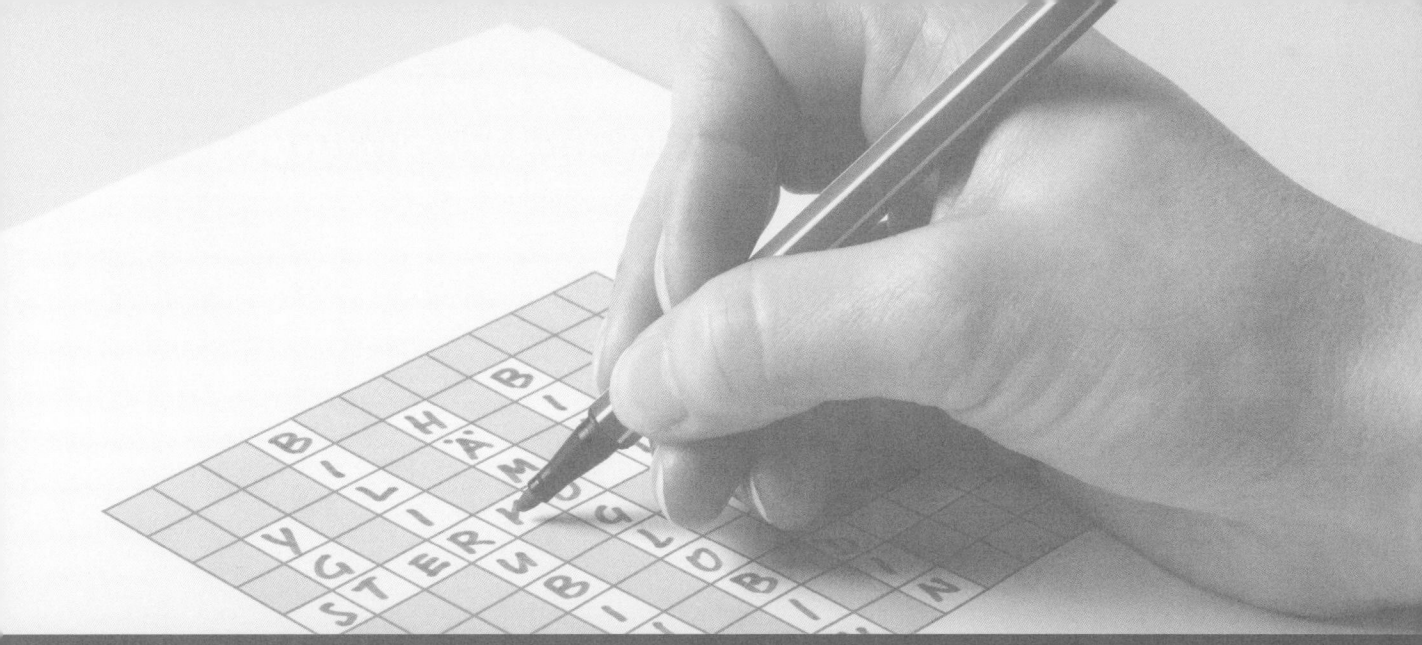

Antworten

1 Innere Organe – Aufbau und Erkrankungen

1.1 Atmungssystem

1.1.1 Zuordnung der Nasennebenhöhlen (Abb. 1.1)

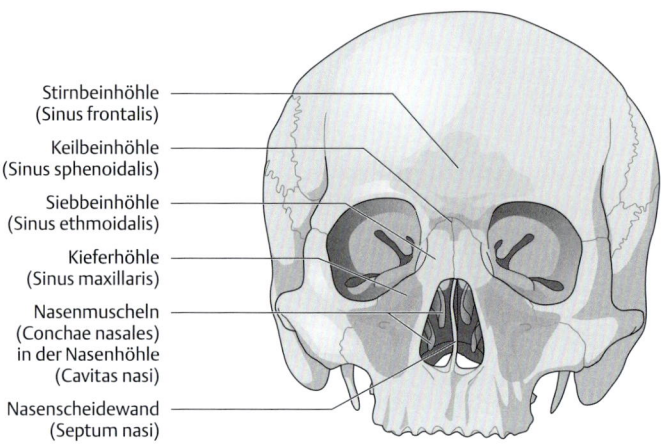

Stirnbeinhöhle
(Sinus frontalis)

Keilbeinhöhle
(Sinus sphenoidalis)

Siebbeinhöhle
(Sinus ethmoidalis)

Kieferhöhle
(Sinus maxillaris)

Nasenmuscheln
(Conchae nasales)
in der Nasenhöhle
(Cavitas nasi)

Nasenscheidewand
(Septum nasi)

Abb. 1.1 Nasennebenhöhlen.

1.1.2 Der Weg der Luft bis ins Blut

Nase – Rachen – Kehlkopf – Luftröhre – Hauptbronchus – Lappenbronchien – Segmentbronchien – Bronchiolen – Alveolen – Alveolarepithel – Endothel – Blut

1.1.3 Lunge

- Funktionskreislauf: *Die Lungenarterie bringt sauerstoffarmes Blut vom rechten Herzen in die Lunge, dort findet der Gasaustausch statt (Sauerstoffaufnahme und Kohlendioxidabgabe), um über die Lungenvene das nun mit Sauerstoff angereicherte Blut ins linke Herz zu bringen. Von dort aus wird der ganze Körper mit sauerstoffreichem Blut versorgt.*
- Ernährungskreislauf: *Direkt von der Aorta zweigen die Bronchialarterien ab, die das Lungengewebe selbst mit Sauerstoff und Nährstoffen versorgen. Der Abfluss erfolgt über die Bronchialvenen in die obere Hohlvene.*

1.1.4 Blut-Luft-Schranke

Surfactant – Pneumozyt I – Basalmembran – Kapillarendothel

Surfactant ist die oberflächenaktive Substanz, gebildet vom Pneumozyt II, die wie Seife wirkt und somit die Oberflächenspannung in den Alveolen herabsetzt. Pneumozyt I bildet das Alvoelarepithel, welches auf der Basalmembran aufsitzt. All diese Schichten muss die Luft durchdringen, um ins Blut zu gelangen.

1.1.5 Lungenvolumina und Normbereiche

Lungenvolumen	Erläuterung	Normbereich
Atemzugvolumen	*bei jedem einzelnen Atemzug in den Respirationstrakt aufgenommene Luft*	*ca. 500 ml*
Atemminutenvolumen	*auch Atemzeitvolumen, bei ca. 15 Atemzügen/min*	*7,5 l*
inspiratorisches Reservevolumen	*bei starker Einatmung zusätzlich aufgenommene Luft*	*2–3 l*
exspiratorisches Reservevolumen	*bei starker Ausatmung zusätzlich abgeatmete Luft*	*rund 1 l*
Vitalkapazität	*Atemzugvolumen (500 ml) + inspiratorisches Reservevolumen (2,5 l)*	*ca. 3 l*
Residualvolumen	*Restluft, die nach stärkster Ausatmung im Respirationstrakt verbleibt*	*ca. 1 l*
Totalkapazität	*Residualvolumen + Vitalkapazität*	*ca. 4 l*

1.1.6 Nebenhöhlenentzündung

- pochende Schmerzen im Kieferbereich und Mittelgesicht, Nase verstopft, Schmerzen schlimmer beim Bücken: *Kieferhöhle*
- Schmerzen an der Stirn, ausstrahlend in die Augen, Verschlimmerung beim Bücken: *Stirnhöhle*
- Druckgefühl auf den Augen und über der Nasenwurzel: *Siebbeinzellen*
- Kopfschmerz am Scheitel bis zum Hinterkopf: *Keilbeinhöhlen*

1.1.7 Pneumonien

Pneumonie	Definition
Bronchopneumonie	*häufig(!); herdförmig betroffene Bronchiolen und umliegende Gewebe*
Lobärpneumonie	*selten; ganzer Lungenlappen betroffen (Lobus = Lappen)*
interstitielle Pneumonie	*immunschwache Patienten(!); Interstitium betroffen (Zwischenzellgewebe)*
Pleuropneumonie	*Lunge und Pleura entzündet*

1.1.8   Symptome eines Asthma bronchiale:

- Leitsymptom: *Atemnot mit erschwerter Ausatmung*
- weitere Symptome: *Giemen und Pfeifen beim Ausatmen, Husten mit Erstickungsangst, Auswurf von zähem, glasigem Schleim; Asthmatikerstellung im Anfall: vornübergebeugt, Sprechen nur ganz leise möglich*
- Achtung bei: *Zyanose, Pulsus paradoxus: Abfall des systolischen Blutdrucks während der Einatmung um mehr als 10 mmHg, abgeschwächtem Atemgeräusch, Verlangsamung der Atmung, Einsatz der Atemhilfsmuskeln (M. sternocleidomastoideus, M. scaleni, Mm. pectoralis major und minor, M. serratus anterior, M. rectus abdominis, M. obliquus abdominis)*
- Lebensgefahr im: *Status asthmaticus zusätzlich zu oben: Patient nicht mehr ansprechbar, Abfall der Herzfrequenz: Notarzt!*

1.1.9   Chronisch obstruktive Lungenerkrankung (COPD)

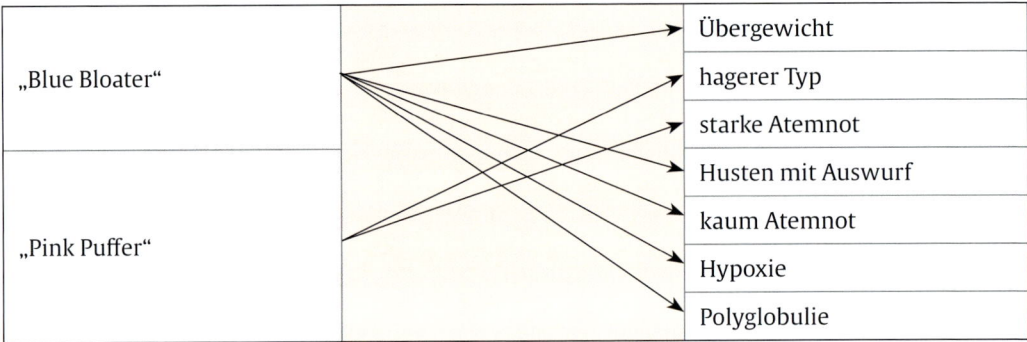

1.1.10 Lungenembolie: Entstehung und Komplikation

Ursache sind meist tiefe Becken- oder Beinvenenthrombosen: Diese lösen sich und gelangen über die untere Hohlvene ins rechte Herz und von dort in die kleineren Lungenarterien, die nun so eng sind, dass sie verstopft werden. Das rechte Herz versucht mit erhöhtem Druck dagegen anzugehen. Es entsteht ein Cor pulmonale.

1.2 Herz-Kreislauf- und Gefäßsystem

1.2.1 Blutkreislauf (Abb. 1.2) mit Beschreibung

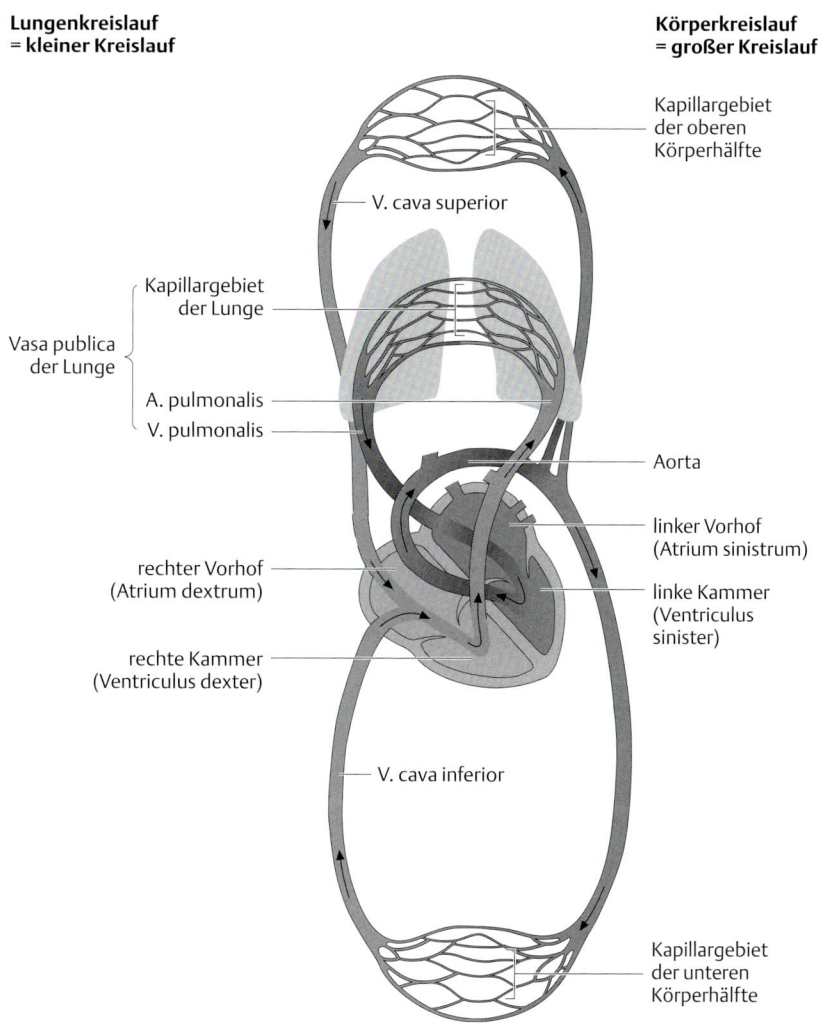

Abb. 1.2 Blutkreislauf.

Das Blut folgt folgendem Kreislauf: linker Vorhof, linke Kammer, Körperkreislauf und Kopfregion, im Kapillargebiet Versorgung der Zellen mit Sauerstoff und Nährstoffen, Abtransport von Kohlendioxid und Stoffwechselprodukten der Zelle, untere und obere Hohlvene, rechter Vorhof, rechte Kammer, Lunge: Anreicherung mit Sauerstoff, Abgabe von Kohlendioxid, linker Vorhof …

1.2.2 Arterien und Venen

- *Arterien: führen vom Herzen weg, dicke Wand durch mehr glatte Muskulatur*
- *Venen: führen zum Herzen hin, dünne Wand mit Venenklappen*

1.2.3 Zuordnung der Symptome

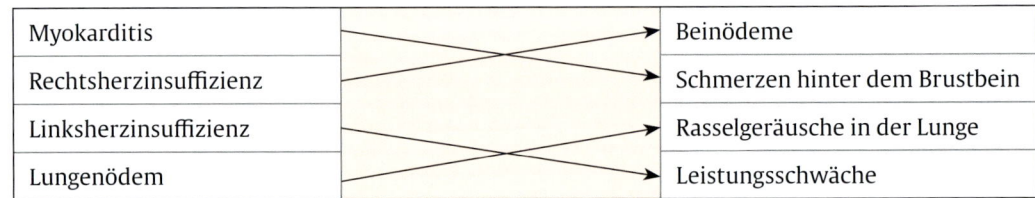

Myokarditis	Beinödeme
Rechtsherzinsuffizienz	Schmerzen hinter dem Brustbein
Linksherzinsuffizienz	Rasselgeräusche in der Lunge
Lungenödem	Leistungsschwäche

1.2.4 Herz

Das Herz ist ein *Hohlmuskel* mit Pumpfunktion. In der Minute schlägt es

70 Mal und pumpt dabei pro Herzschlag ca. *70* ml Blut. Daraus ergibt sich

ein Herzminutenvolumen von *4900* ml.

1.2.5 Reizleitungssystem des Herzens

Die richtige Reihenfolge lautet: *d, a, c, b, e*

1.2.6 Folgen einer Rechtsherzinsuffizienz

*Rückstau vor der rechten Kammer: Rückstau in die Bauchorgane und unteren Extremitäten,
Stauungsleber, Beinödem, Nykturie*

1.2.7 Blutdruck

Ein normaler Blutdruck liegt bei ca. *120/80* mmHg. Von Bluthochdruck spricht man

ab einem Druck von *140/90* mmHg nach *3* -maliger Messung zu

unterschiedlichen Tageszeiten. Für die Normalisierung des Blutdrucks empfehle ich als

Heilpraktiker:

- *Normalisierung des Gewichts*
- *tägliche Bewegung, mindestens 30 min, am besten an der frischen Luft*
- *mediterrane Ernährung*
- *ballaststoffreiche Ernährung*

1.2.8   Risikofaktoren für die Entstehung von Arteriosklerose

- *dauerhaft erhöhter Blutdruck*
- *erhöhte Blutfettwerte (insbesondere LDL-Cholesterin)*
- *Diabetes*
- *Rauchen*
- *Bewegungsmangel*
- *Übergewicht*
- *Hyperhomozysteinämie*
- *Alter*

1.2.9   Herzinfarkt bei einer Frau

Infarkte bei Frauen verlaufen oft stumm oder asymptomatisch. Folgende Symptome können auftreten:

- *Bauchschmerzen*
- *Übelkeit*
- *Stuhldrang*
- *Schmerzen ausstrahlend in den Kiefer oder in den Rücken*
- *Unruhe*

Im Akutfall sind folgende Laborwerte zu bestimmen: Myoglobin, Troponin, CK-MB.

1.2.10   Venenthrombose im Bein und fehlender Fußpuls (Pulsus dorsalis pedis)

Die Behauptung b) ist falsch, weil der Fußpuls die Durchgängigkeit der Arterien überprüft, eine Thrombose (s. Bezeichnung) spielt sich aber in der Vene ab!

1.3   Verdauungssystem

1.3.1   „Reise" eines Vollkornbrötchens durch den Verdauungskanal

Hallo, ich bin Liselotte, das Vollkornbrötchen, und freue mich, dass Ihr heute eine Reise mit mir macht. Ich starte meinen Ausflug im Mund und werde vom Speichel eingehüllt und meine langkettigen Kohlenhydrate werden hier geknackt. Somit werde ich verdaulich gemacht. Während ich von der Zunge zu den Zähnen dirigiert werde, nimmt mein Esser meine Geschmacksrichtung über seine Geschmacksknospen wahr.

Nach dem Schlucken rutsche ich 25 cm durch einen Muskelschlauch in den Magen. Dort treffe ich auf die faltenreiche Mageninnenhaut mit vielen Drüsen, die 1–2 l Magensaft pro Tag produzieren. Von dieser dehnbaren muskulösen Kammer mit 1,5–2 l Inhalt aus rutsche ich mit viel Schleim und durch Pepsinogen vorverdaut über den Pförtner portionsweise in den Dünndarm.

Hier befinde ich mich in einem Schlauch von 3–5 m Länge und einer Breite von 2,5–4 cm. Hier habe ich 200 m² Platz, um über die Zotten aufgenommen zu werden. Über den Magen wurde ich mit Säure versorgt, nun befinde ich mich in einem basischen Milieu. Nach ca. 5 h nehme ich meine Reise wieder auf und gelange durch die Bauhin'sche Klappe, eine Rückkehr ist nun unmöglich.

Im Dickdarm treffe ich auf Bakterien. Hier werden auch lebenswichtige Vitamine produziert und das Immunsystem trainiert. Auch findet hier ein Wasser-Recycling statt. Nach einer Reise von 2 m und einer Eindickung verlasse ich den Dickdarm und gelange in den Mastdarm. Hier endet meine Reise, denn ich verlasse den Menschen.

1.3.2   Aufbau des Verdauungstrakts

Schicht	Beschreibung
Adventitia	*äußerste Schicht aus Bindegewebe, befindet sich überall dort, wo kein Bauchfell die Verdauungsorgane umhüllt*
Serosa	*schleimbildende Gleitschicht an allen Teilen des Verdauungstrakts, die innerhalb des Bauchfells liegen, ermöglicht so das Verschieben der Organe gegeneinander*
Muskularis	*Muskelschicht aus glatter Muskulatur, bestehend aus innerer Ring- und äußerer Längsmuskulatur, um die Peristaltik zu ermöglichen; mit versorgenden Blutgefäßen und Nerven*
Submukosa	*dünne Bindegewebsschicht mit Nerven, Blut- und Lymphgefäßen*
Mukosa	*Schleimhaut mit vielen Drüsen und starker Faltung zur Oberflächenvergrößerung*

1.3.3   Anatomische Besonderheiten verschiedener Darmabschnitte

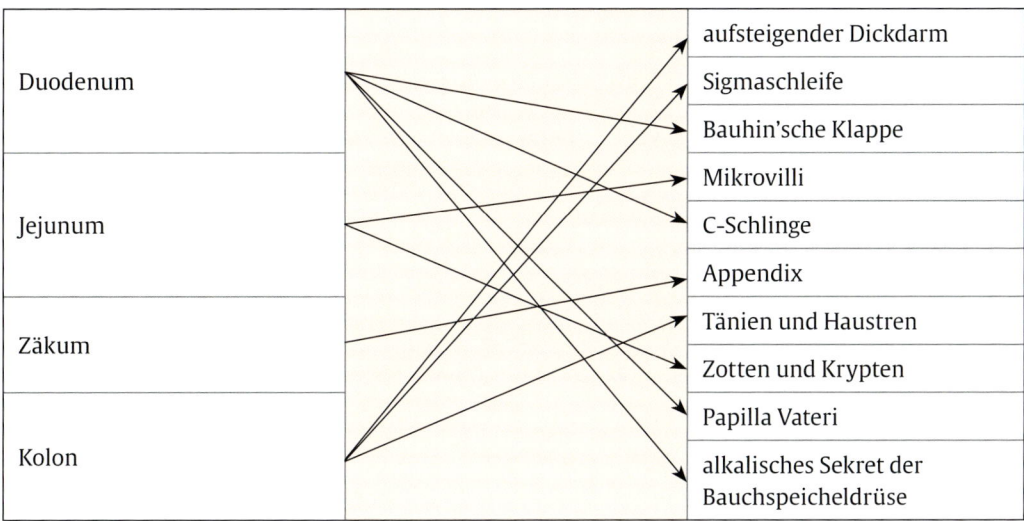

1.3.4   Darmflora

Die Darmflora besteht aus ca. 400 unterschiedlichen *Bakterien*, die eine Symbiose mit ihrem Wirt bilden. Dabei ist der Dünndarm eher *spärlich* und der Dickdarm sehr stark besiedelt. Dabei erfüllen die Bakterien wichtige Aufgaben, wie das Verhindern des Anhaftens von *Pilzen und pathogenen Keimen*, die sanfte Anregung des *Immunsystems*, die Produktion von *Vitaminen (Vitamin K und B$_{12}$, Folsäure)*. Zur physiologischen Darmflora gehören v. a. *Escherichia coli* und *Enterokokkus*.

1.3.5   Erkrankungen des Mundraums

1. *Parodontose: nicht-entzündliche Erkrankung des Zahnhalteapparats mit der Folge Zahnausfall*
2. *Zahnstein: harte, mineralische Ablagerungen auf den Zähnen, die das Ansiedeln von Bakterien begünstigt*
3. *Stomatitis: Entzündung der Mundschleimhaut mit unterschiedlichen Ursachen, wie virale Infektionen, Mangelerscheinung (Vitamine oder Spurenelemente), Stoffwechselerkrankung (insbesondere Diabetes mellitus), schwache Immunabwehr*
4. *Karies: Dieser wird ausgelöst durch Bakterien, die sich in den Zahnzwischenräumen ansiedeln und Zucker zu Säure verstoffwechseln. Diese Säure zerstört von außen (Zahnschmelz und Dentin) nach innen (bis zum Nerv) den Zahn. Ein hoher Zuckerkonsum und mangelnde Mundhygiene begünstigen die Entstehung von Karies.*

Achtung

Als Heilpraktiker dürfen Sie Erkrankungen in der Mundhöhle und an den Zähnen nicht behandeln!

1.3.6   Ulcus ventriculi und Ulcus duodeni

	Ulcus ventriculi	Ulcus duodeni
Unterschiede	• *Defekt der Magenschleimhaut bis in tiefere Schichten* • *Schmerzen nach dem Essen* • *betrifft meist ältere Menschen*	• *Defekt der Schleimhaut des Zwölffingerdarms bis in tiefere Schichten* • *Dauer- oder Nüchternschmerz* • *oft jüngere Männer betroffen*
Gemeinsamkeiten	• *Auslöser oft Helicobacter pylori* • *oft lange Zeit symptomlos* • *oft erst bemerkt durch die Komplikationen, wie Blutungen (Teerstuhl, Anämie), Perforation, Stenosen und maligne Entartung*	

1.3.7   Colitis ulcerosa und Morbus Crohn

Colitis ulcerosa und Morbus Crohn zählen zu den *chronisch-entzündlichen Darmerkrankungen (CEDs)*. Die *Symptome* sind grundsätzlich ähnlich, die Diagnose kann nur *histologisch* erstellt werden. Dominiert werden beide Erkrankungen durch *Durchfälle*. Bei der Kolitis stehen 20–30 *blutig-schleimige* Durchfälle mit Bauchschmerzen im Vordergrund, während der Morbus Crohn eher durch *Blutbeimengungen* im Stuhl auffällt. Die Kolitis befällt nur die *innere* Schicht des Darms, während beim Morbus Crohn alle Wandschichten befallen sind und er sich vom *Mund* bis zum *After* ausbreiten kann. Die Komplikationen des Morbus Crohn sind, neben *Darmperforation*, auch Fistelbildung und *Stenosen (aber auch Blutungen, Ileus, Abszesse)*. Bei der Kolitis ist das toxische *Megakolon* eine gefürchtete Komplikation. Beide Erkrankungen werden mit *Glukokortikoiden* und Mesalazin therapiert. Zusätzlich müssen fehlende Vitamine, *Eisen (Folsäure)* und *Zink (Spurenelemente)* zugeführt werden.

1.3.8   Fallbeispiel: Verdauungssystem

- *genauere Anamnese: Stress? Medikation bislang? Modalitäten (was bessert, was verschlechtert)? Essverhalten, Vorerkrankungen, Familienanamnese, evtl. vorliegende Untersuchungsergebnisse (Sonografie, Röntgen, Labor)?*
- *körperliche Untersuchung des Bauchraums: Inspektion, Palpation (Verdickungen, Schmerzhaftigkeit), Perkussion (Luft im Bauchraum?)*
- *Stuhluntersuchung: Stuhlflora, okkultes Blut im Stuhl, Verdauungsrückstände, α-1-Antitrypsin (Leaky-Gut-Syndrom)*
- *mögliche Therapie: Beseitigen evtl. vorliegender Darmdysbiose durch probiotische Präparate, Heilfasten mit anschließender Nahrungsumstellung auf leichte Vollwertkost mit hohem Ballaststoffanteil, entkrampfend wirken Schöllkraut und Pfefferminze, psychische Spannungen aufspüren und lösen!*

1.3.9   Exokrine Pankreasinsuffizienz

Hierbei handelt es sich um eine verminderte Ausschüttung von Verdauungssaft mit darin befindlichen Enzymen in den Dünndarm (Duodenum), dadurch keine enzymatische Aufspaltung der Nahrung, sondern Zerfall und Gärungsprozesse mit Blähungen, evtl. Fettstühlen. Die Diagnose ist möglich im Stuhl durch die Verdauungsrückstände (Fettgehalt im Stuhl, Pankreas-1-Elastase, Stärke, Muskelfasern).

1.3.10   Symptome Darmkrebs

- *Wechsel der Stuhlgewohnheiten: Durchfall und/oder Verstopfung*
- *Blut im Stuhl oder dunkler Stuhl (Teerstuhl)*
- *Müdigkeit, Mattigkeit und Abgeschlagenheit*
- *Appetitlosigkeit*
- *Gewichtsverlust*
- *Nachtschweiß*
- *spät: tastbarer Tumor und Schmerzen*

1.4   Leber und Galle

1.4.1   Leber

Die Leber ist die *größte* Drüse im menschlichen Körper. Sie hat ein Gewicht von ca. *1,5* kg und liegt im *rechten* Oberbauch unter dem *Zwerchfell* . Ihre Hauptaufgaben sind die *Entgiftung* und *Produktion* von Enzymen und anderen wichtigen Proteinen. Direkt unterhalb der Leber hängt die *Gallenblase* . Sie dient zur *Eindickung* des Gallensafts und hat ein Fassungsvermögen von ca. *50* ml.

1.4.2   Laboruntersuchung

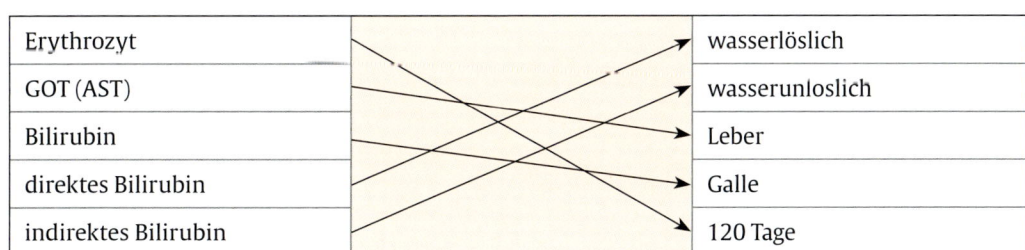

1.4.3 Kreuzworträtsel: Leber und Galle

1.4.4 Aufbau der Leber (Abb. 1.3)

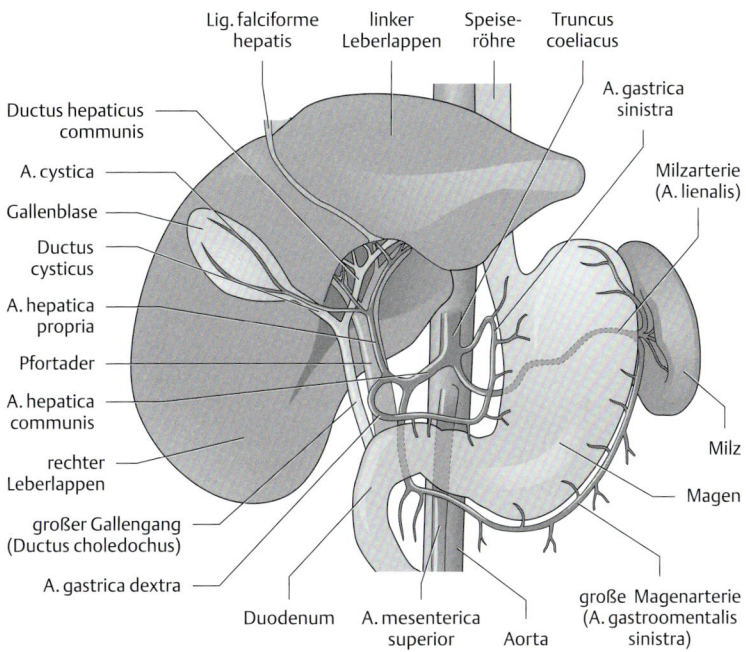

Abb. 1.3 Leber.

1.4.5 Leberhautzeichen:

- *Spider naevi*
- *Teleangiektasien*
- *Palmar- und Plantarerythem*
- *Bauchglatze*
- *Brustbildung beim Mann (Gynäkomastie)*
- *Ikterus*
- *Gelbfärbung der Skleren*
- *Caput medusae*
- *Lackzunge und Lacklippen*
- *Aszites*

1.4.6 Inkubationszeiten der Hepatitiden und Besonderheiten

Virus	Inkubationszeit	Besonderheit
Hepatitis A	*2–6 Wochen*	*keine Chronifizierung, Übertragung fäkal-oral*
Hepatitis B	*4–26 Wochen*	*Impfung möglich(!), häufigste Virushepatitis, Übertragung parenteral*
Hepatitis C	*8–12 Wochen*	*Chronifizierung möglich, Übertragung parenteral*
Hepatitis D	*4–6 Wochen*	*nur in Verbindung mit Hepatitis B*
Hepatitis E	*2–8 Wochen*	*Übertragung fäkal-oral*

1.4.7   Anatomie und Physiologie von Leber und Galle

1. ~~An der Leberpforte treten in die Leber ein: die Pfortader, die Leberarterie (A. hepatica) und der Gallengang.~~
   Falsch! Der Gallengang verlässt dort die Leber.

2. Die Gallenblase hat ein Fassungsvermögen von ca. 50 ml und dient der Eindickung und Sammlung des Gallensafts.
   Richtig!

3. ~~Der Gallengang (Ductus choledochus) mündet an der Papilla Vateri in den Dickdarm.~~
   Falsch! Die Papilla Vateri liegt im Duodenum.

1.5   Nieren und ableitende Harnwege

1.5.1   Aufbau eines Nephrons (Abb. 1.4)

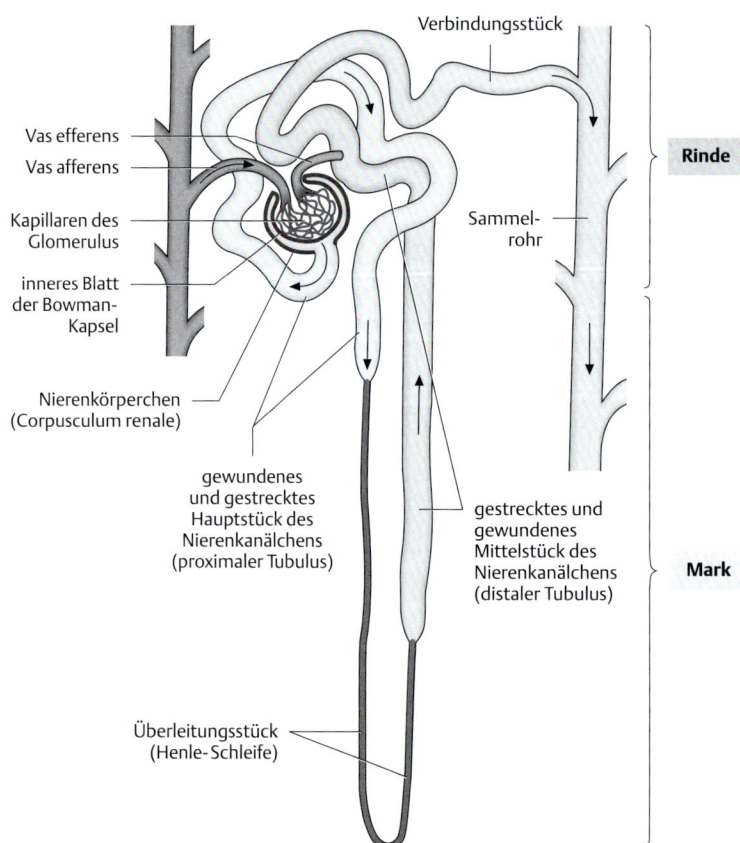

Abb. 1.4   Nephron.

1.5.2 Funktion der Nieren

Das Blut wird in der Niere gefiltert, dabei funktioniert das Nierenkörperchen wie ein feines Sieb: Größere Bestandteile werden im Blut zurückgehalten, kleinere, v. a. im Blutplasma gelöste Teilchen passieren das Sieb und gelangen so in den Primärharn. Da hierzu aber auch lebenswichtige Salze und sehr große Wassermengen gehören, müssen diese wieder zurückgewonnen werden, und zwar in dem Maß, wie der Körper sie benötigt. Diese Rückresorption vom Primärharn wieder ins Blut geschieht nun im Tubulussystem: Der Harn wird konzentriert und Salze wieder aufgenommen. Eine entscheidende Messstelle für die Mengenverhältnisse ist der juxtaglomeruläre Apparat am Gefäßpol des Glomerulums.

1.5.3 Nephrotisches Syndrom

Das nephrotische Syndrom beinhaltet folgende Symptome:

- *Eiweiß im Urin: Durch die zerstörten Filtereinheiten gelangen nun auch größere Bestandteile wie Eiweiße in den Harn. Daraus ergibt sich:*
  - *Hypoproteinämie: zu wenig Eiweiß im Blut mit der Folge*
  - *Ödembildung, da das Albumin (kleinstes Eiweiß) den kolloidosmotischen Druck nicht mehr gewährleisten kann.*
- *Hyperlipidämie: Dies ist eine Erhöhung der Blutfette durch den Versuch der Leber, die Eiweiße schnellstens zu ersetzen. Sie baut daher Lipoproteine ab (Fett-Eiweiße), die aber durch den Verlust des Enzyms Lipoproteinlipase (ebenfalls ein Eiweiß, geht auch über die Niere verloren!) nicht mehr zu echten Eiweißen umgewandelt werden können.*

1.5.4 Normbereich und Regelung des Blut-pH-Werts

pH-Normwert: 7,35–7,45

Um den pH-Wert des Blutes in diesen engen Grenzen halten zu können, gibt es verschiedene Puffer, also Substanzen, die Säuren aufnehmen und wieder abgeben können. Die wichtigsten sind:
- *Kohlensäure-Bikarbonat-Puffer*
- *Pufferkapazität der Bluteiweiße*
- *Pufferkapazität des Hämoglobins*

Zusätzlich kann über die Niere Säure in Form von Wasserstoff-Ionen abgegeben oder zurückgehalten werden. Ebenso sind wir in der Lage, über die Lunge vermehrt Kohlendioxid abzuatmen und so saure Valenzen zu eliminieren.

1.5.5 Hyper- und Hypokaliämie

Am Herzen führt eine Hyperkaliämie zu *Rhythmusstörungen, Kammerflimmern*, eine Hypokaliämie dagegen zu *Rhythmusstörungen, Herzstillstand*.
Kalium ist das wichtigste Ion im *Intrazellularraum*.
Hilfreich zum Verständnis sind außerdem: Ruhepotenzial, Aktionspotenzial und Natrium-Kalium-Pumpe.

1.5.6   Azidose und Alkalose

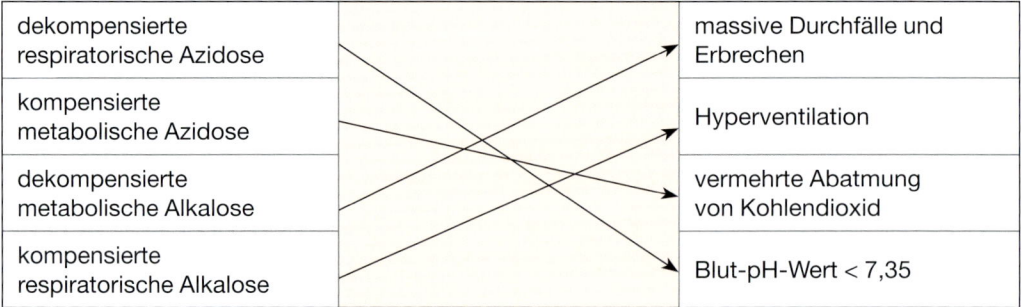

1.5.7   Erkrankungen, bei denen die Niere begleitend betroffen ist:

- *Bluthochdruck und Arteriosklerose: Eine Arteriosklerose verengt auch die Nierengefäße, dadurch höherer Druck, der dann die Glomeruli auf Dauer schädigt.*
- *Diabetes mellitus: Schädigung der kleinsten Gefäße innerhalb der Niere*
- *Gicht: Ablagerung von Harnsäurekristallen und Steinbildung führt zu Entzündungen!*
- *Analgetikaabusus: Schädigung und Untergang des Nierenparenchyms*
- *Hyperkalzämie: Steinbildung*
- *Plasmozytom: Die kleinsten Eiweiße, die hier gebildet werden, schädigen die Niere.*

1.5.8   Akutes Nierenversagen

	Stadium 1	Stadium 2	Stadium 3	Stadium 4
Symptome	*Oligurie, Anurie*	*Oligurie, Anurie mit Überwässerung und Urämie*	*Polyurie, Rückgang der Urämie, Elektrolytentgleisungen möglich!*	*Erholungsphase, Rekonvaleszenz*
Dauer	*Stunden bis Tage*	*Wochen*	*Tage bis Wochen*	*Monate*

1.5.9   Fallbeispiel: Niere

- *Anamnese: Krankengeschichte, Medikamente, Trink- und Urinmenge erfragen.*
- *Inspektion: schmutzige Hautfarbe, Kratzeffekte, urämischer Mundgeruch, Ödeme?*
- *Perkussion: Nierenlager klopfschmerzhaft? (oft nicht bei Diabetikern!)*
- *Auskultation: Rasselgeräusche in der Lunge? Perikardreiben oder Herzrhythmusstörungen?*
- *Blutuntersuchung: Erhöhung der harnpflichtigen Substanzen (Harnstoff, Harnsäure, Kreatinin), Anämie*

Achtung

Bei Verdacht auf chronische Niereninsuffizienz erfolgt eine Überweisung zum Arzt!

1.5.10 Maßnahmen bei unkomplizierten Harnwegsinfekten:

- *viel Trinken(!), gerne Nieren-Blasen-Tee mit Goldrute (Solidago) und Ackerschachtelhalm (Equisetum) oder Brennnessel (Urtica spec.)*

> ## Achtung
> Bei Bluthochdruckpatienten gilt: Nicht überwässern!

- *aufsteigendes Fußbad (Wassertemperatur wird immer wärmer)*
- *homöopathische Mittel: Solidago, Cantharis (Blasenentzündung), Equisetum, Aconitum bei plötzlichem Beginn*
- *TCM: Behandlung des Blasen- und Nierenmeridians, je nach Beschwerdebild (Zur Niere gehört die Emotion Trauer!)*

1.6   Hormonsystem

1.6.1 Hormone

Hormone sind *Botenstoffe/Eiweiße*, die in *endo* krinen Drüsen produziert und ins *Blut* abgegeben werden. Hormone übermitteln also *Signale*.
Es gibt 2 Arten von Hormonen: die *wasserlöslichen* und die *fettlöslichen* Hormone. Die fettlöslichen Hormone können durch die Zellwand ins Zellinnere bis in den *Zellkern* dringen und dort verschiedene Gene zur Exposition bringen.
Ein typischer Vertreter für fettlösliche Hormone ist das *Kortisol*, ein *Steroidhormon*, das aus dem Baustein *Cholesterin* besteht.
Die wasserlöslichen Hormone hingegen binden sich an einen auf der *Zellmembran* sitzenden Rezeptor, der aktiviert wird und verschiedene biochemische Reaktionen im Zellinneren bewirkt. Wasserlösliche Hormone sind z.B. *Peptidhormone: Noradrenalin, Dopamin, Adrenalin*.
Steuerzentrale des Hormonsystems ist der *Hypothalamus*. Hier laufen die Informationen der Außenwelt (Reize) und der Innenwelt zusammen. Der Hypothalamus bildet seinerseits *Releasing* -Hormone und *Inhibiting* -Hormone.

1.6.2   Hormone und ihre Funktionen

Hormon	Funktion
Hypophysenvorderlappen	
ACTH: adrenokortikotropes Hormon	*Kortisolbildung*
FSH: follikelstimulierendes Hormon	*Östrogenbildung*
LH: luteinisierendes Hormon	*Ei- und Spermienreifung*
MSH: melanozyten-stimulierendes Hormon	*Hautfärbung*
Prolaktin	*Milchproduktion*
STH: somatotropes Hormon	*Zellwachstum*
TSH: thyroidstimulierendes Hormon	*Schilddrüsenanregung*
Hypophysenhinterlappen	
Adiuretin: ADH: antidiuretisches Hormon	*weniger Urin, mehr Wasserretention*
Oxytozin	*weheneinleitend*

1.6.3   Wirkung der Schilddrüsenhormone

Ganz allgemein wirken die Hormone der Schilddrüse wie das „Gaspedal für den Körper":

- *Steigerung der Herzfrequenz*
- *Erhöhung des Fettabbaus, dadurch steigt die Körpertemperatur*
- *Muskelaufbau*
- *Aktivierung des Nervensystems*
- *Förderung des Längenwachstums*
- *Begünstigung der Gehirnreifung*

1.6.4   Symptome bei Schilddrüsenunterfunktion

Nun fehlt der Antrieb! Also:
- *Müdigkeit*
- *depressive Verstimmung*
- *Frieren*
- *Fettaufbau = Gewichtszunahme bei normalem Essverhalten*
- *kühle, teigige, trockene Haut*
- *Verstopfung*

Bei der körperlichen Untersuchung können Sie zusätzlich finden: verminderte Reflexe und Bradykardie.

1.6.5 Laborwerte bei Schilddrüsenunterfunktion

- *TSH ist ein übergeordnetes Hormon aus dem Hypophysenvorderlappen, das die Schilddrüse anregt! Nun gibt es 2 Möglichkeiten:*
  1. *Die Hypophyse produziert kein TSH mehr: TSH ↓, kein Antrieb für die Schilddrüse.*
  2. *TSH wird produziert, die Schilddrüse stark angetrieben, das Signal kann aber von der Schilddrüse nicht umgesetzt werden (z. B. bei Jodmangel): TSH ↑, keine Tätigkeit der Schilddrüse.*

  Darum ist der TSH-Wert für die Differenzialdiagnose hilfreich.
- *T3 und T4 sind die Hormone der Schilddrüse selbst: Diese sind erniedrigt.*

1.6.6 Hormone und ihr Ursprung

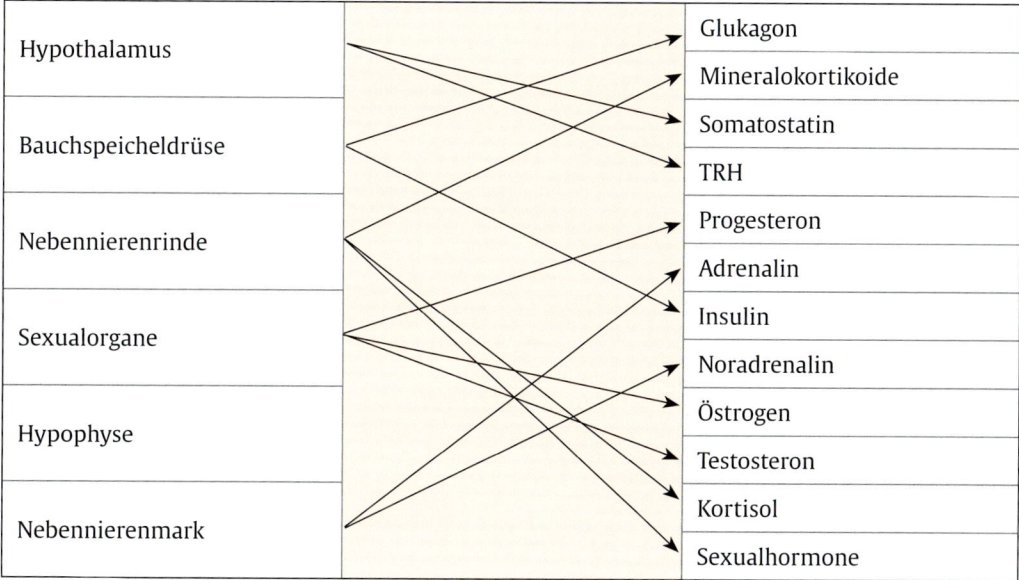

Hypothalamus	Glukagon
	Mineralokortikoide
Bauchspeicheldrüse	Somatostatin
	TRH
Nebennierenrinde	Progesteron
	Adrenalin
Sexualorgane	Insulin
	Noradrenalin
Hypophyse	Östrogen
	Testosteron
Nebennierenmark	Kortisol
	Sexualhormone

1.6.7 Symptome hormoneller Erkrankungen:

- *Gewichtsveränderungen: Zunahme oder Abnahme (Schilddrüse)*
- *psychische Labilität (Schilddrüse, Wechseljahre, Nebennierenrinde)*
- *Änderungen im Menstruationszyklus (Wechseljahre, Hypophyse, Nebennierenrinde)*
- *Hitzewallungen (Wechseljahre)*
- *Änderungen im Schlafbedürfnis und Schwäche: vermehrt oder Schlafstörungen (Schilddrüse, Nebennierenrinde)*
- *Veränderungen der Libido (Schilddrüse, Wechseljahre, Hypophyse)*
- *Exophthalmus (Schilddrüse)*
- *anfallsartige Muskelkrämpfe durch Elektrolytstörungen (Nebenschilddrüse)*
- *Vergröberung der Gesichtszüge, Akromegalie (Hypophyse)*
- *Diabetes insipidus (Hypophyse)*
- *Stein-, Bein-, Magenpein: Nierensteine in Kombination mit Knochenschmerzen und Magen-Darm-Störungen (Nebenschilddrüse)*
- *Stammfettsucht, Stiernacken, Striae (Nebennierenrinde, Bronchialkarzinom)*
- *Hypertonie (Schilddrüse, Nebennierenrinde, Nebennierenmark)*

1.6.8 Diabetes mellitus

Diabetes mellitus Typ I (früher auch jugendlicher Typ): Dieser betrifft nur etwa 10 % der Diabetiker in Deutschland, Zerstörung der B-Zellen der Bauchspeicheldrüse vermutlich durch Autoimmunerkrankung oder Virusinfekte. Die Bauchspeicheldrüse kann kein Insulin mehr produzieren. Die Betroffenen müssen Insulin spritzen. Entdeckt wird der Typ-I-Diabetes meist in frühen Lebensjahren.

Diabetes mellitus Typ II (früher auch Altersdiabetes): Dieser betrifft die meisten Diabetiker und heute durchaus nicht nur ältere Menschen. Durch eine kohlenhydratreiche Nahrung (vorwiegend kurzkettige Kohlenhydrate) ohne ausreichende Bewegung versucht die Bauchspeicheldrüse auf Hochtouren den Blutzuckerspiegel zu senken und produziert viel Insulin. Es kommt zur Hyperinsulinämie (zu viel Insulin im Blut), was wiederum den Hunger fördert. Durch das Insulinüberangebot und den Bewegungsmangel stumpfen die Zellen gegenüber dem Signal Insulin (= Zucker in die Zellen lassen) ab, was dazu führt, dass die Bauchspeicheldrüse noch mehr Insulin produziert. Ein Teufelskreis hat begonnen: Wieder entsteht vermehrt Hunger, wieder kommt es zur erhöhten Insulinausschüttung mit der Konsequenz, dass die Betroffenen in den allermeisten Fällen übergewichtig sind. Diese Zivilisationskrankheit entsteht über Jahre bis Jahrzehnte und kann durch Ernährungsumstellung und Gewichtsreduktion in vielen Fällen geheilt werden.

1.6.9 Hormone der Nebennierenrinde

1. *Glukokortikoide, z. B. Kortisol mit vielfältiger Wirkung auf den ganzen Körper:*
   - *Abbau von Eiweiß (Muskulatur) und Fett*
   - *Erhöhung des Blutzuckerspiegels*
   - *immunsuppressiv, dadurch antientzündliche und antiallergische Wirkung*
   - *Erhöhung der Produktion von Glukokortikoiden durch Erkrankungen der Nebennierenrinde selbst oder durch eine zu hohe Anregung durch die Hypophyse (Tumor) über das ACTH = Morbus Cushing oder durch die langjährige Einnahme von Kortisonpräparaten.*
   Das Cushing-Syndrom bezeichnet die verschiedenen Symptome, die bei einer Erhöhung der Glukokortikoide eintreten können, auch wenn die Ursache nicht in der Hypophyse liegt. Folgende Symptome sind typisch:
   - *Stammfettsucht (dicker Körper, dünne Beine und Arme)*
   - *Stiernacken*
   - *Vollmondgesicht*
   - *Bluthochdruck*
   - *Blutzuckererhöhung*
   - *rote Striae auf der Haut*
   - *Osteoporose*
   - *Muskelschwäche*
   - *stärkere Behaarung (besonders bei Frauen)*

– *Isolierter Mangel an Glukokortikoiden durch spontanes Absetzen von Kortisonpräparaten führt zu:*
- *Hypotonie*
- *niedrigem Blutzuckerspiegel*
- *Hypotonus der Muskulatur*
- *Gewichtsverlust*

Meist besteht aber zusätzlich ein Mangel an Mineralokortikoiden! = Morbus Addison (s. u.)

2. *Mineralokortikoide: z. B. Aldosteron steuert den Wasserhaushalt des Körpers durch Retention von Natrium in der Niere, dadurch auch Blutdrucksteigerung, dafür aber erhöhte Ausscheidung von Kalium:*

– *primärer Hyperaldosteronismus: Conn-Syndrom durch gutartige Tumoren oder Nebennierenrindenhyperplasie*

– *sekundärer Hyperaldosteronismus: Ursache liegt in verengten oder verschlossenen Nierenarterien, dadurch Auslösen des Renin-Angiotensin-Aldosteron-Mechanismus.*

– *In beiden Fällen ist das Leitsymptom Hypertonie, gekoppelt mit den Folgen des Kaliummangels: Obstipation, Muskelkrämpfe, Muskelschwäche und Missempfindungen.*

– *Mangel an Mineralokortikoiden (in Verbindung mit den Glukokortikoiden) = Morbus Addison, Bronzekrankheit durch Versagen der Nebennierenrinde:*
- *meist primäre Nebennierenrindeninsuffizienz: Morbus Addison durch Autoimmunerkrankungen oder Tumoren*
- *seltener sekundäre Nebennierenrindeninsuffizienz durch herabgesetzten Stimulus durch die übergeordneten Zentren (Hypophyse und/oder Hypothalamus) oder Langzeitbehandlung mit Kortison (s. o.)*

– *Symptome sind:*
- *Müdigkeit und Schwäche mit Ohnmacht*
- *Übelkeit mit Erbrechen*
- *Gewichtsverlust*
- *Heißhunger auf Salz*
- *Hypoglykämie*

– *Liegt die Störung in der Nebennierenrinde selbst, wird in der Hypophyse vermehrt ACTH gebildet, um den Kortisolmangel zu beseitigen. ACTH entsteht aus einem Prohormon, welches durch enzymatische Spaltung in viele verschiedene aktive Hormone zerfällt. Dabei entsteht u. a. auch MSH (melanozyten-stimulierendes Hormon), was für eine Braunfärbung der Haut sorgt (besonders Handinnenflächen, Fußsohlen).*

3. *Androgene: männliche Sexualhormone, die aber in Östrogen und Testosteron umgewandelt werden können:*

– *Hyperandrogenämie bei der Frau:*
- *übermäßige Behaarung, Hirsutismus*
- *Akne*
- *Störungen im Zyklus bis zur Sterilität*

– *Hypoandrogenämie beim Mann:*
- *Abgeschlagenheit bis Depression*
- *Nachlassen der Libido*
- *Gewichtszunahme besonders am Bauch*

1.6.10   Schilddrüsenüberfunktion (Abb. 1.5)

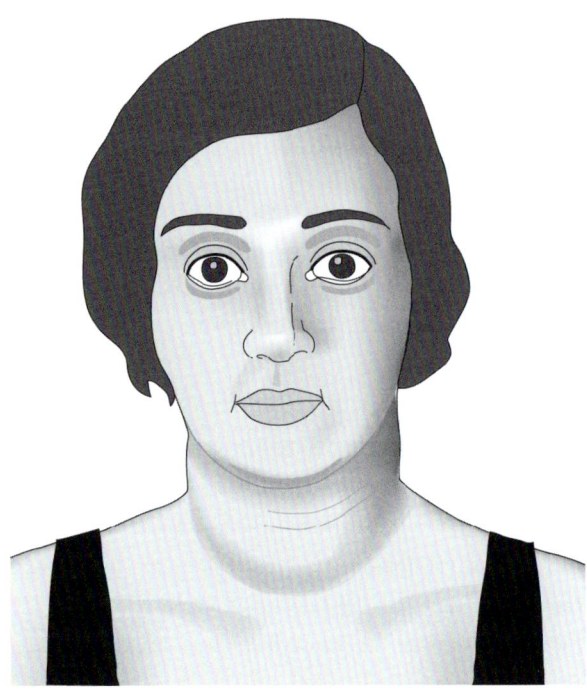

Abb. 1.5   Patientin mit Schilddrüsenüberfunktion.

1.7   Immunsystem, Lymphe und Allergie

1.7.1   Antikörperklassen – Immunglobuline (Ig)

1. *IgA: „Schleimhautwächter", schützt den Körper an den Schleimhäuten vor dem Eindringen von Erregern*

2. *IgM: „Früh-Aufsteher", großer Antikörper mit vielen Bindungsstellen für Antigene, der als Sofortreaktion beim Erregerkontakt entsteht und in der Folge Komplement aktivieren kann*

3. *IgG: „Langzeit-Aufpasser", entstehen in einer späteren Phase der Infektion, sind relativ klein, schützen aber oft ein Leben lang vor einer erneuten Infektion*

4. *IgE: „Allergie-Freund", vermittelt die Ausschüttung von Histamin aus der Mastzelle nach vorausgegangener Sensibilisierung = Allergie-Typ-I-Reaktion*

5. *IgD: „Erreger-Fänger", nimmt Antigene auf und fängt sie ab, stimuliert die Reifung der B-Zellen*

1.7.2   Körperabwehr

- *natürliche Barrieren, z. B.:*
  - *Lysozym im Speichel*
  - *Salzsäure des Magens*
  - *saurer pH-Wert der Haut*
  - *Gleichgewicht der Darmflora*
  - *Flimmerepithel im Atemtrakt*
- *spezialisierte Zellen – Leukozyten aufgeteilt in:*
  - *Granulozyten (neutrophile, eosinophile und basophile)*
  - *Makrophagen (Fresszellen)*
  - *natürliche Killerzellen*
  - *Lymphozyten (T- und B-Lymphozyten)*
- *humorale (im Blut zirkulierende) Bestandteile:*
  - *Antikörper aller Klassen*
  - *das Komplementsystem*
  - *Botenstoffe (Interleukine)*

1.7.3   Impfung

Aktive Impfung	Passive Impfung
Der Körper bildet aktiv selbst Antikörper.	*Die Antikörper werden passiv verabreicht.*
Dieser Vorgang benötigt Zeit!	*Die Antikörper wirken sofort!*
Der Schutz hält oft lebenslang.	*Schutz erlischt nach wenigen Wochen wieder.*

1.7.4   Retikuloendotheliales System

- *Retikulum (= Netz): netzförmiges Gewebe in Milz, Thymus, Lymphknoten, Knochenmark und im Endothel der Blutgefäße*
- *aber auch spezielle Zellen, wie Kupffer'sche Sternzellen der Leber und Phagozyten*

1.7.5   Leukämiearten

- *ALL: akute lymphatische Leukämie*
- *AML: akute myeloische Leukämie*
- *CLL: chronische lymphatische Leukämie*
- *CML: chronische myeloische Leukämie*

1.7.6   Fallbeispiel: Leukämie

- *weitere Untersuchung nach Pilzinfektionen der Haut und Juckreiz bzw. Kratzspuren*
- *Blutuntersuchung: Blutbild mit Erythrozytenzahl, Leukozytenzahl und Differenzierung der Leukozyten, da Verdacht auf CLL; bei Bestätigung sofortige Überweisung zum Hausarzt mit vorausgehender Aufklärung der Patientin*

1.7.7 Allergietypen

Allergietyp	Pathophysiologie	Beispiele
I, Soforttyp	Während der Sensibilisierung werden IgE-Antikörper gebildet, diese binden an Mastzellen. Beim zweiten Kontakt bindet das Allergen an die nun vorhandenen zellständigen Antikörper, und es wird Histamin ausgeschüttet.	Pollenallergie
II, zytotoxische Reaktion	Körperfremde Substanzen binden an körpereigene Zellen. Diese werden dadurch zum Antigen und durch IgG- und IgM-Antikörper bekämpft. Zusätzlich erfolgt eine Aktivierung des Komplementsystems.	hämolytische Anämie
III, Immunkomplextyp	Nach Eindringen des Allergens in den Körper kommt es zur IgG-Bildung. IgG-Antikörper und Allergen bilden Immunkomplexe. Diese lagern sich ab und aktivieren das Komplementsystem, welches auch das körpereigene Gewebe schädigt.	Immunkomplex-Glomerulonephritis
IV, zellulärer Typ	Allergene lagern sich an körpereigene Zellen an. T-Lymphozyten erkennen diese nun als fremd und veranlassen das Einwandern von Makrophagen, die auch das umliegende Gewebe zerstören.	Nickelallergie

1.7.8 Entzündungsprozess

Pathophysiologie: Ausgelöst durch physikalische, chemische oder biologische Reize kommt es zu einer kurzfristigen Minderdurchblutung der betroffenen Körperregion. Kurz darauf folgt die Hyperämie dieses Gebiets ausgelöst durch Entzündungsmediatoren wie Prostaglandin. Ebenfalls steigt die Gefäßpermeabilität, was den vermehrten Austritt von Plasma, Granulozyten und Mastzellen bewirkt.

Typische klinische Zeichen sind:

- *Rubor (Rötung)*
- *Dolor (Schmerz)*
- *Calor (Überwärmung)*
- *Tumor (Schwellung)*
- *Functio laesa (Funktionseinschränkung)*

1.7.9   Anaphylaktischer Schock

Der anaphylaktische Schock ist eine heftige Reaktion bei einer Typ-   *I*   -Allergie. Sie kann zum

Atemstillstand   und   *Kreislaufversagen*   führen. Die Anaphylaxie verläuft in

4   Stadien mit den Symptomen:

Stadium 1:   *Reaktion von Haut und Schleimhaut: Rötung, Juckreiz, Urtikaria*
Stadium 2:   *systemische Reaktion: Atemnot, Herzklopfen*
Stadium 3:   *Schockstadium: Blutdruckabfall, stark erhöhte Herzfrequenz, Lebensgefahr!*
Stadium 4:   *Atem- und Kreislaufstillstand*

Meist wird lediglich das Stadium   *1*   erreicht. Ab dem Stadium   *2*   muss der Notarzt verständigt und ein   *venöser Zugang*   gelegt werden. Besonders bei   *Injektions*   - Allergenen besteht diese Gefahr.

1.7.10   Rollenspiel für die Gruppe: Ablauf einer Infektion

- *Mögliches Drehbuch: Das Bakterium öffnet die Tür und betritt den Raum: „So hier bin ich und breite mich hier aus."*
- *Der Makrophage erkennt das Bakterium und versucht, es zu vernichten.*
- *Als Erstes erscheint dann der IgM-Antikörper und umfasst das Bakterium, sodass es nichts mehr ausrichten kann.*
- *Als Zweites erscheint der IgG-Antikörper, der nun den IgM-Antikörper ablöst.*
- *Zum Schluss wird der Immunkomplex durch das Komplement aufgelöst.*

2 Weitere Organsysteme

2.1 Sinnesorgane – Auge und Ohr

2.1.1 Aufbau des Auges (Abb. 2.1)

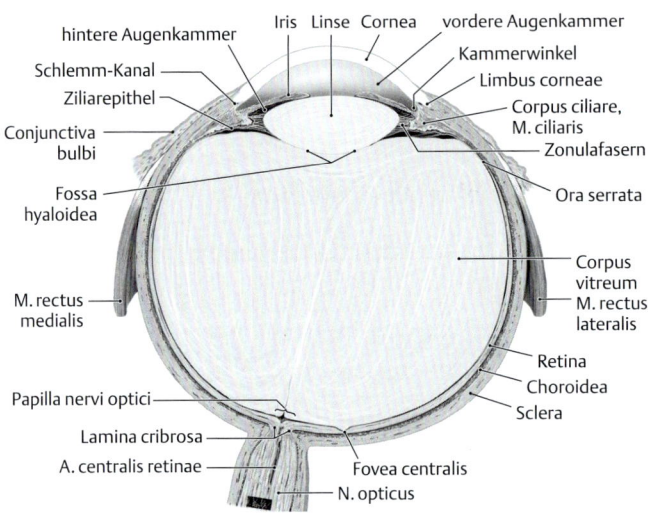

Abb. 2.1 Auge im Querschnitt (aus Prometheus).

2.1.2 Begriffe zum Auge

- Miosis: *Verengung der Pupille, z. B. bei Lichteinfall*
- Mydriasis: *Erweiterung der Pupille, z. B. bei Dunkelheit*
- Adaptation: *Anpassungsfähigkeit des Auges an verschiedene Lichtverhältnisse durch reflexartige Veränderung des Pupillendurchmessers*
- Katarakt: *Grauer Star: Trübung der Augenlinse, geht einher mit diffuser Lichtbrechung, Nebelsehen*
- Glaukom: *Grüner Star: Untergang von Nervenfasern, meist durch erhöhten Augeninnendruck*

2.1.3 Netzhaut des Auges

- *Zapfen: Sinneszellen, zuständig für das Schwarz-Weiß-Sehen, besonders wichtig in der Dämmerung*
- *Stäbchen: Sinneszellen, zuständig für das Farbsehen*
- *gelber Fleck: Ort des schärfsten Sehens mit sehr hoher Dichte an Zapfen*
- *blinder Fleck: Austrittsstelle des Sehnervs aus dem Auge, hier befinden sich keine Sinneszellen*

2.1.4 Strukturen für die Gleichgewichtsfunktion

Sie befinden sich im Innenohr:

- *Vorhof: Dieser besteht aus dem großen und kleinen Vorhofsäckchen, die miteinander verbunden sind. Hier befinden sich die Sinneszellen (Haarzellen), die in eine gelartige Schicht ragen. Im Vorhof werden Zug- und Druckkräfte registriert.*
- *3 Bogengänge: Diese sind dem Vorhof angeschlossen und enden in einer Ampulle. Auch hier befinden sich Haarzellen, die in einer gelartigen Membran stecken. In den Bogengängen werden die räumliche Lage und Drehungen registriert.*

2.1.5 Ursachen für plötzliche Sehstörungen:

1. *Netzhautablösung*
2. *Sehnervinfarkt*
3. *Arteriitis temporalis (Entzündung der Schläfenarterie)*
4. *akuter Glaukomanfall*
5. *Augenverletzungen*
6. *hypertone Krise*

2.1.6 Symptome bei einer Mittelohrentzündung:

- *starke, stechende Schmerzen im Ohr*
- *Geräuschüberempfindlichkeit*
- *Hörminderung*
- *oft einhergehend mit Erkältung oder anderen Infektionskrankheiten, z. B. Tonsillitis oder Mumps*

2.2 Haut

2.2.1 Aufbau der Haut (Abb. 2.2)

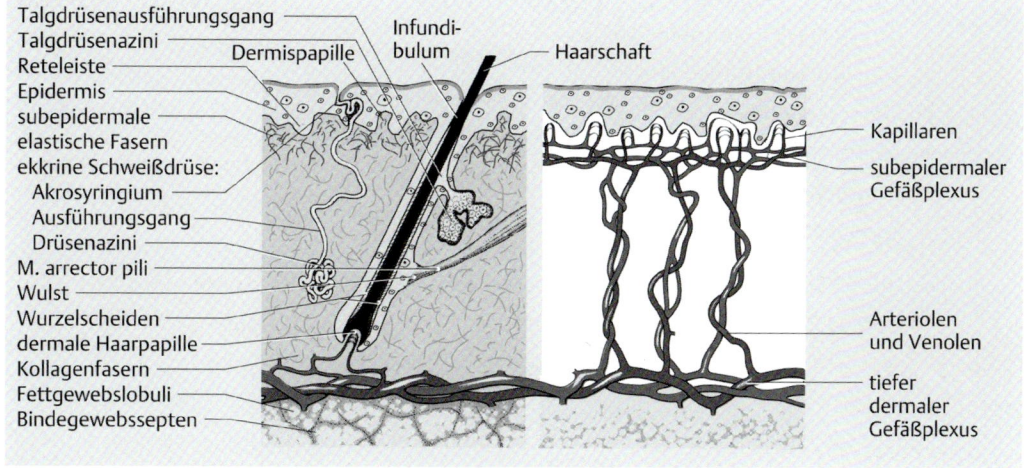

Abb. 2.2 Hautschichten.

2.2.2 Funktion der Haut

Die Haut ist das *schwerste* Organ im menschlichen Körper. Die Haut erfüllt zahlreiche Aufgaben, wie *Schutz vor Austrocknung, Erregern, Strahlung, Wärme, Kälte* und *Stützfunktion/Sinnesorgan* . Auf der Haut lassen sich viele *Erkrankungen* ablesen, die Haut wird auch als *Spiegel* der Seele bezeichnet. Grundsätzlich unterscheidet man in *Leisten* haut und *Felder* haut. Letztere wird wegen ihres Aussehens so bezeichnet und enthält Haare und Drüsen. Hautanhangsgebilde sind *Haare* , *Nägel* und *Drüsen* .

2.2.3 Effloreszenzen

Effloreszenz	Beschreibung	Beispiel
Papel	*je nach Größe Knoten oder Knötchen, spürbare, erhabene Verdickung der Haut*	*Warzen*
Blase	*mit Flüssigkeit gefüllte Hohlräume in der Haut, in unterschiedlichen Hautschichten möglich*	*Herpes simplex, Verbrennungen*
Quaddel	*klar abgrenzbares Ödem in der Lederhaut, meist mit Juckreiz, geht meist von selbst wieder zurück*	*Nesselsucht bei Allergie*
Schuppe	*Hornzellen, meist weißlich oder gelblich, die sich durch krankhafte Störung vermehrt bilden und ablösen*	*Schuppenflechte, Ichthyose*
Erosion	*Defekte der Oberhaut, heilen ohne Narben aus, entstehen oft als Sekundäreffloreszenz durch Kratzen*	*Sonnenbrand, Schürfwunde*

2.2.4 Ursachen für Juckreiz

Es folgt eine Auswahl:

- *Allergie, Nesselsucht*
- *Diabetes mellitus*
- *Neurodermitis*
- *übertriebene Hygiene*
- *Altersjuckreiz*
- *Pilzinfektionen*
- *Parasitenbefall der Haut*
- *Schilddrüsenerkrankungen*
- *Krebserkrankungen (Leukämie)*
- *Lebererkrankungen*
- *Parasitenbefall des Darms*
- *hormonelle Störungen*
- *psychische Erkrankungen*

2.2.5 Neurodermitis und Schuppenflechte (Psoriasis)

	Neurodermitis	Psoriasis
Definition	chronische Entzündung der Haut mit Juckreiz, Atopie	chronische Verhornungsstörung der Oberhaut
Ursachen	unklar, erbliche Neigung	unklar, erbliche Neigung
typische Symptome	entzündliche Rötungen und Papeln mit Juckreiz; Prädilektionsstellen: Ellenbeuge, Handgelenke, Kniekehle, Nacken, Lider, Hände und Fußrücken	scharf abgegrenzte entzündliche Herde, selten juckend, weißlich, silbern, glänzende Schuppung; Prädilektionsstellen: Streckseiten von Ellenbogen und Knie, Steißbein, Kopf, Nagelveränderungen
Komplikationen	Superinfektion durch Bakterien oder Viren	Mitbeteiligung des Skeletts: Psoriasisarthritis
Diagnose	Atopien in der Familie, typisches Exanthem und Verteilung, Lichenifikation, weißer Dermografismus	positive Familienanamnese, typisches Exanthem und Verteilung, Kerzenwachsphänomen, Phänomen des letzten Häutchens, blutiger Tau
Therapie	kortisonhaltige Salben, Antihistamin, UV-Therapie	salizylsäurehaltige Salben, UV-Bestrahlung, kortisonhaltige Salben, Zytostatika

2.2.6 Fallbeispiel: Haut

- Verdacht auf a) toxisches Kontaktekzem oder b) allergisches Kontaktekzem oder c) Neurodermitis
- Vorgehen: Anamnese, auch Familienanamnese (nach atopischen Erkrankungen fragen!)
- körperliche Untersuchung der betroffenen Hautstellen, zuzüglich behaarter Kopfbereiche, Ellenbeuge, Kniekehle und Nacken (dirty neck?)
- Blutuntersuchung auf Gesamt-IgE: bei Erhöhung Vorliegen einer allergischen Erkrankung, sonst toxische Reaktion auf Stoffe im Handschuh

2.2.7 Bösartige Hauterkrankungen

	Basaliom	Spinaliom	Melanom
Häufigkeit	häufig!	seltener als Basaliom	selten, steigt aber an(!)
Prädilektionsstelle	80% Gesicht, Hände, Arme (Sonnenlichtexposition)	heller Hauttyp (Sonnenlichtexposition)	überall, auch auf Schleimhäuten, Hirnhaut etc., bestehender Nävuszellnävus
Wachstum	semimaligne, wächst aggressiv in das umliegende Gewebe; setzt keine Metastasen	kleine schmerzlose Knoten, ulzerierend, leicht blutend, wächst destruierend in das umliegende Gewebe; metastasiert spät	ABCD-Regel: asymmetrisch, Begrenzung unscharf, Colorit (Farbvarianz), Durchmesser von > 5 mm; frühe Metastasierung
Therapie	operative radikale Entfernung, evtl. Bestrahlung	operative radikale Entfernung, evtl. Bestrahlung	operative radikale Entfernung, Chemotherapie, Interferon

2.3 Nervensystem

2.3.1 Brainstorming Nerven

Wortsammlung: ZNS, Gehirnabschnitte, schnelle Reizleitung, peripheres Nervensystem, autonomes Nervensystem, Liquor, Reflexe etc. Hier ist alles erlaubt!

Nun bilden Sie ganze Sätze. Führen Sie dies mündlich durch! Diese Beispiele können Ihnen eine Idee geben:

- *Das ZNS besteht aus dem Gehirn und dem Rückenmark.*
- *Das Gehirn ist in viele verschiedene Hirnabschnitte aufgeteilt, anatomisch und funktionell.*
- *Die Reizleitung über die Nervenbahnen ist wesentlich schneller als über das Hormonsystem.*
- *Neben dem ZNS existieren noch 2 weitere Systeme: das periphere Nervensystem, das alle Nerven außerhalb des ZNS umfasst und die beiden Systeme miteinander verbindet, und das autonome Nervensystem, das alle unbewussten Vorgänge steuert, wie z. B. die Verdauung, die Atmung oder auch die Drüsentätigkeit.*
- *Der Liquor umgibt das Gehirn von allen Seiten, um es vor Erschütterung zu schützen, und versorgt das Gehirn mit Nährstoffen.*
- *Reflexe sind schnelle unbewusste Reaktionen auf einen Reiz, oft mit Schutzfunktion.*

2.3.2 Aufbau der Nervenzelle (Abb. 2.3)

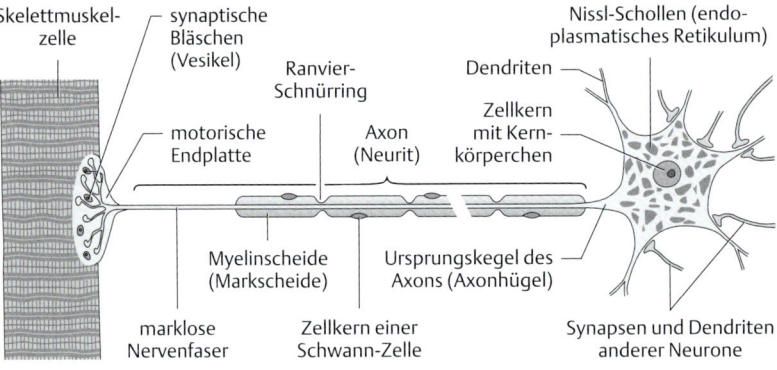

Abb. 2.3 Nervenzelle.

2.3.3 Wichtigen Hirnbereiche und ihre Funktionen:

- *Großhirn mit Rindenfeldern: Motorik und Sensorik, Sprache, Denken, Kreativität*
- *Zwischenhirn mit Thalamus, Hypothalamus und Hypophyse: Verbindung zwischen ZNS und Hormonsystem*
- *Hirnstamm mit Mittelhirn, Brücke und verlängertem Mark: Bewegungskoordination, Atemregelung und Sitz lebenswichtiger Funktionen (Herz-Kreislauf-Zentrum, Temperaturregelung)*
- *Kleinhirn: Bewegungskoordination*

2.3.4   Reflexe

- Eigenreflex: *Achillessehnenreflex, Adduktorenreflex, Bizepssehnenreflex, Patellarsehnenreflex, Radiusperiostreflex*
- Fremdreflex: *Analreflex, Bauchhautreflex, Kornealreflex, Pupillenreflex, Würgereflex*
- (kuti-)viszeraler Reflex: *Haut-Eingeweide-Reflex*

2.3.5   Fallbeispiel: Nervensystem

Es besteht der Verdacht auf   *Meningitis*   , der anhand folgender Zeichen geprüft wird:

- *Brudzinski-Zeichen: Der Patient liegt auf dem Rücken, der Untersucher beugt passiv den Kopf zur Brust. Das Zeichen ist positiv, wenn nun die Beine reflektorisch im Kniegelenk angewinkelt werden.*
- *Kernig-Zeichen: Patient liegt, Untersucher beugt das Bein im Hüftgelenk um ca. 90°. Das Zeichen gilt als positiv, wenn bei der Beugung der Unterschenkel wegen Schmerzhaftigkeit nicht gestreckt werden kann.*
- *Lasègue-Zeichen: Liegender Patient, der Untersucher hebt das Bein im Hüftgelenk um ca. 45° hoch. Das Zeichen gilt als positiv, wenn der Patient Schmerzen angibt, die vom Rücken ins Bein ziehen.*
- *Nackensteifigkeit: Verspannung der Nackenmuskulatur durch den Schmerz, der Kopf ist nach hinten gebeugt*
- *Geräuschüberempfindlichkeit*
- *Übelkeit*

2.3.6   Ursachen für Schwindel:

- *zu hoher Blutdruck*
- *zu niedriger Blutdruck*
- *muskuläre Ursachen bei Nackenverspannungen*
- *Erkrankungen oder Veränderungen des Innenohrs*
- *Durchblutungsstörungen im Gehirn*
- *gutartige oder bösartige Neubildungen im Gehirn*
- *Herzerkrankungen, wie Rhythmusstörungen, koronare Herzkrankheit (KHK) oder Herzinsuffizienz*
- *Schlaganfall, Hirnblutung*

2.3.7   Schlaganfall

Der Schlaganfall oder   *apoplektischer Insult*   ist eine   *Durchblutungsstörung*
in Bereichen des Gehirns. Ursache dafür sind meistens   *arteriosklerotische*
Veränderungen. Dabei kann es sowohl ins Gehirn   *einbluten*   als auch Gefäße
verschließen   .

Risikofaktoren für einen Schlaganfall sind: *Hypertonie, Diabetes, Rauchen,*
erhöhte Blutfettwerte   . Typische Symptome sind:

- *Halbseitenlähmung*
- *plötzliche Verwirrtheit*
- *Bewusstseinseintrübung bis zur Bewusstlosigkeit*
- *Störungen der Sensibilität (Taubheitsgefühl, Kribbeln)*
- *Störungen der Sprache (Aphasie)*
- *Störungen bestimmter Handlungen (Apraxie)*
- *Harninkontinenz*

Achtung

Die Symptome sind je nach betroffenem Hirnareal sehr unterschiedlich!

2.3.8   Multiple Sklerose (MS) – Beschreibung aus Patientensicht

Als ich zum ersten Mal dachte, da stimmt was nicht, war ich gerade 35 Jahre alt geworden.
Ich wollte einen Berg herunterlaufen und plötzlich folgten meine Beine meinen Anweisungen nicht
mehr. Dies tauchte dann immer häufiger auf, außerdem fielen mir plötzlich Dinge aus der Hand.
Nach etwa 5 Jahren konnte ich den Urin nicht mehr halten und traute mich deshalb nicht mehr unter
die Leute. Da ich auch schlechter sehe als früher, fahre ich jetzt nicht mehr mit dem Auto und bin so
noch mehr eingeschränkt. Seit der Diagnose sind nun 15 Jahre vergangen und das Gehen fällt mir
schwer bzw. funktioniert nur noch mit einer Gehhilfe. Durch meine vornübergebeugte Körperhaltung
habe ich immer mehr Schmerzen an Sehnen und Gelenken.

2.3.9   Ursachen für Polyneuropathie (PNP)

- toxische PNP: *Alkohol, Medikamente, Lösungsmittel*
- stoffwechselbedingte PNP: *Diabetes mellitus, Nierenfunktionsstörungen, Gicht, Zöliakie*
- PNP durch Infekte: *Borrelien, Varicella Zoster, Diphtherie*
- PNP durch Mangel- oder Fehlernährung: *Vitaminmangel, v. a. Vitamin-B-, Folsäuremangel*

2.3.10 Kopfschmerzen: Anamnesebogen und Untersuchung

Anamnesebogen:

- *Auslöser bekannt, z.B. Nahrungsmittel, Alkohol, Medikamente, Stress, Wetteränderungen, hormonelle Gründe (Zyklus)?*
- *Treten die Schmerzen zu einer bestimmten Tageszeit auf?*
- *Was bessert die Schmerzen? Was verschlimmert sie?*
- *Medikation, seit wann? (Analgetika!)*
- *In welchem Bereich treten die Schmerzen auf?*
- *Wie lange halten die Schmerzen an?*
- *Wie würden Sie die Schmerzen beschreiben? Dumpf, stechend, pochend, drückend etc.?*
- *Strahlen die Schmerzen aus? Wenn ja, wohin?*
- *Werden die Schmerzen von anderen Problemen begleitet? Übelkeit, Geräuschempfindlichkeit, Lichtempfindlichkeit, Sehstörungen, Sensibilitätsstörungen, Ausfallerscheinungen?*
- *Gibt es diese Kopfschmerzen in Ihrer Familie?*
- *Haben Sie Probleme mit der Wirbelsäule?*

Untersuchung:

- *neurologische Funktionstests (Reflexe)*
- *Blutuntersuchung (Stoffwechselstörungen)*

Achtung

Kopfschmerzen können auch Begleiterscheinungen von raumfordernden Prozessen im Gehirn sein!

2.4 Psychiatrie

2.4.1 Psychische Erkrankungen:

1. *Depression*
2. *posttraumatische Belastungsstörung*
3. *Angststörungen*
4. *Abhängigkeit von Alkohol oder Drogen*
5. *Psychosen, z.B. Schizophrenie*
6. *Essstörungen*
7. *Manie*
8. *bipolare Störung*

2.4.2   Symptome psychischer Störungen:

- *Wahrnehmungsstörungen*
- *Denkstörungen*
- *affektive Störungen*
- *Beeinträchtigung der Orientierung*
- *Nachlassen des Gedächtnisses*
- *Störungen der Bewusstseinslage*
- *Ich-Störungen*
- *Beeinträchtigung der Konzentration und Aufmerksamkeit*
- *Antriebslosigkeit*
- *verminderte Intelligenz*

2.4.3   Formen der Depression:

- *endogene Depression: unklare Ursache, evtl. erblich bedingt, Schwermetalle, Toxine, oft ausgelöst durch hohe Belastungen im Berufs- oder Privatleben*
- *Erschöpfungsdepression: ausgelöst durch wiederkehrende schwere Belastungen*
- *Wochenbettdepression: in den ersten Wochen nach der Geburt (Achtung: Suizidgefahr für Mutter und Kind!)*
- *Altersdepression: Auftreten ab dem 65. Lebensjahr, kombiniert mit somatischen Erkrankungen und Isolation (Achtung: erhöhte Suizidgefahr und Suchtgefahr, z. B. Alkohol!)*
- *Depression im Klimakterium: ausgelöst durch hormonelle Umstellung des Körpers und oft einhergehend mit völliger Änderung der Lebensverhältnisse*
- *somatogene Depression: körperliche Erkrankungen als Ursache, oft im Bereich des Hormonsystems*
- *psychogene Depression: klar definierbarer Auslöser, z. B. Tod eines Kindes, Verlust des Partners*

Achtung

Heute gilt laut ICD-10 die Einteilung in leichte, mittlere und schwere Depression, die oben genannten Formen müssen Sie aber kennen!

2.4.4 Gruppenaufgabe: Rollenspiel zur Alkoholabhängigkeit, Depression, Essstörung und Zwangsstörung

Hier gibt es natürlich keine Vorgabe zum Drehbuch, bitte beachten Sie aber die aufgeführten Symptome:

- *Alkoholabhängigkeit: Hier sind verschiedene Szenarien denkbar:*
  1. *Der Teilnehmer verzichtet völlig auf Alkohol und meidet ihn strikt, bei Nachfragen redet er sich heraus mit Medikamenten, die einzunehmen sind o.Ä., wird dabei aber immer nervöser.*
  2. *Der Betroffene Teilnehmer kommt bereits in angeheitertem Zustand zum Treffen, geht sehr großzügig mit Alkohol um, bestellt für die Gruppe größere Mengen an Alkohol, wird dabei immer lustiger (bis ausfallend) und will dann auch noch mit dem Auto nach Hause fahren.*
- *Depression: Der Teilnehmer verhält sich passiv, ergreift das Wort nur kurz, wenn er gefragt wird, er lächelt nicht und spricht leise, zeigt wenig oder kein Selbstbewusstsein, während die anderen mit ihren Erfolgen angeben, ist er/sie „nur" z.B. Postbote oder Hausfrau. Auch in Bezug auf die Zukunft ist alles ganz schrecklich, auf die Anregung der anderen, etwas zu unternehmen (sich nochmals zu treffen), verneint der Teilnehmer.*
- *Magersucht: Auch hier haben Sie 2 Möglichkeiten:*
  1. *Anorexia nervosa: Der Teilnehmer bestellt sich nur den kleinsten Salat, isst auch davon kaum etwas, stochert nur mit der Gabel im Salat, redet dauernd davon, zu dick zu sein und abnehmen zu müssen, erzählt auch von unglaublich vielen sportlichen Aktivitäten (vor dem Frühstück schon ins Fitnessstudio, nach der Arbeit 1 h joggen etc.), das mache aber alles ganz viel Spaß und tue unheimlich gut, sie/er brauche das!*
  2. *Bulimia nervosa: Der Teilnehmer bestellt sich – neben Vor- und Hauptspeise – auch noch einen Nachtisch, alles sehr hochkalorisch, isst schnell und hastig, verschwindet dann (nach jedem Gang) auf die Toilette, redet ebenfalls nur über das Essen, Kochrezepte, Restaurants, All-inclusive-Urlaube etc.*
- *Zwangsstörung: Hier passt ganz gut der Waschzwang: Der Teilnehmer geht nach der Begrüßung zur Toilette, um sich die Hände zu waschen, bestellt sich nur abgekochtes Essen, keinen Salat, putzt dauernd am Besteck und an den Gläsern, schaut sich sein Mahl übergenau an, bevor er isst, hat vielleicht sogar ein kleines Desinfektionsspray in der Tasche oder feuchte Tücher.*

2.4.5 Burn-out-Patient

- *stellt besonders hohe Erwartungen an sich selbst*
- *Aufgabe von sozialen Kontakten und Hobbys*
- *Verleugnen und Herunterspielen von Konflikten und Problemen mit sich selbst*
- *dadurch Gefühl der Machtlosigkeit, das Leben in die Hand nehmen zu können*
- *innere Leere und Kompensationsversuche mit Sport, Alkohol, noch mehr Arbeit*
- *Depression mit Erschöpfung, Ausweglosigkeit, Traurigkeit*
- *evtl. Suizidgedanken*
- *Bei lang anhaltenden Stressbelastungen ist oft der Kortisolspiegel im Blut erniedrigt.*

Sie raten dem Patienten einen Psychotherapeuten aufzusuchen, wenn möglich empfehlen Sie ihm einen Therapeuten und vereinbaren für ihn dort bereits den ersten Termin.
Bei Suizidgedanken erfragen Sie diese. Nehmen Sie den Patienten ernst, im Ernstfall rufen Sie die Polizei und lassen den Patienten in eine psychiatrische Klinik einweisen.

2.4.6   Fallbeispiel: Psychiatrie

Sie erfragen den Selbstmordgedanken genau. Nehmen Sie die Patientin ernst und spielen Sie die Situation nicht herunter („Das ist doch alles halb so schlimm."). Nehmen Sie sich Zeit und hören Sie einfach zu, ohne anzuklagen oder Ratschläge zu geben. Wenn sich der Suizidgedanke sehr konkret abbildet, die Patientin aber nicht einsichtig ist, wegläuft oder weitere Personen bedroht sind, rufen Sie die Polizei. Diese kann die Patientin dann in eine psychiatrische Klinik bringen oder den sozialpsychiatrischen Dienst schicken.

2.4.7   Antidepressiva und Wirkstoffgruppen

Hierbei handelt es sich um Wirkstoffe mit stimmungsaufhellender Wirkung, die auch bei Angststörungen, Schlafstörungen, Zwangsstörungen, Bulimie und chronischen Schmerzen zum Einsatz kommen.

- *Trizyklische Antidepressiva hemmen die Aufnahme von Noradrenalin, Serotonin und Dopamin und wirken somit schlafanstoßend. Es gibt zahlreiche Nebenwirkungen, wie Sehstörungen, Obstipation, Harnentleerungsstörungen, Kreislaufstörungen, Herzrhythmusstörungen, Delir, Intoxikation.*
- *Tetrazyklische Antidepressiva sind den trizyklischen Antidepressiva sehr ähnlich, haben aber eine größere Wirkung auf das Noradrenalin.*

Neuere Antidepressiva mit besserer Verträglichkeit:

- *Selektive Serotonin-Wiederaufnahme–Hemmer (SSRI): Diese wirken selektiv auf die einzelnen Neurotransmitter für Serotonin, erhöhen dessen Konzentration im Gehirn und wirken antriebssteigernd und stimmungsaufhellend.*
- *Selektive Serotonin-Noradrenalin-Wiederaufnahme-Hemmer (SSNRI): Es kommt durch die erhöht Konzentration von Serotonin und Noradrenalin im Gehirn zu einer Signalverstärkung, die den antidepressiven Effekt ausmacht.*
- *Selektive Noradrenalin-Wiederaufnahme-Hemmer (SNRI): Diese wirken nur auf den Botenstoff Noradrenalin, steigern dessen Verfügbarkeit im Gehirn und hemmen dessen Wiederaufnahme in den präsynaptischen Zellen.*
- *Monoaminooxidase-Hemmer (MAO-Hemmer): Monoaminooxidasen sind (wie auch Diaminoxidase, DAO) Enzyme, die den Abbau von biogenen Aminen (Adrenalin, Noradrenalin, Serotonin, Dopamin und auch Histamin!) beschleunigen. Da biogene Amine auch in der Nahrung vorkommen (histaminhaltige Nahrungsmittel), muss bei der Einnahme von MAO-Hemmer eine spezielle Diät eingehalten werden.*
- *Pflanzliche Antidepressiva, wie Johanniskraut (Hypericum perforatum), werden bei leichten Depressionen eingesetzt. Es dauert jedoch einige Wochen, bis ausreichende Wirkspiegel im Blut erreicht werden. Nicht verschreibungspflichtig!*

Achtung

Nur Hypericum (Johanniskraut) darf vom Heilpraktiker verordnet werden, alle anderen Wirkstoffe sind verschreibungspflichtig!

2.4.8 Angststörungen

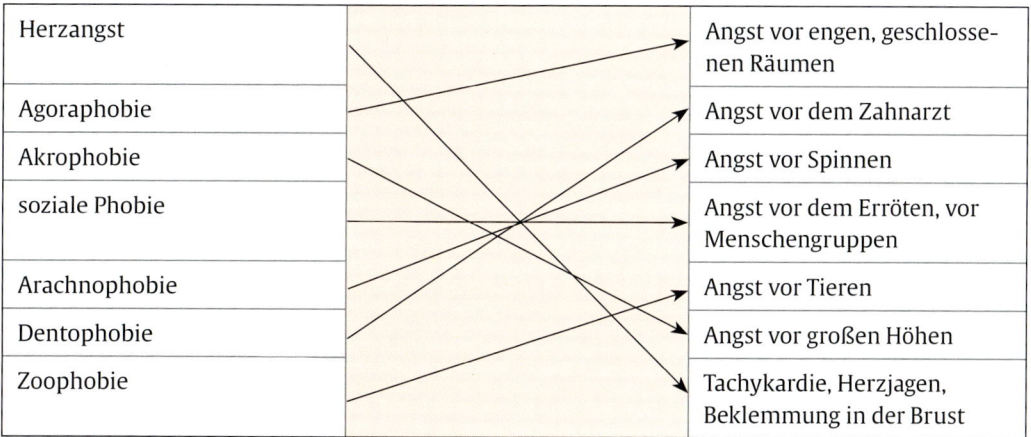

2.4.9 Mind-Map zu Persönlichkeitsstörungen (Abb. 2.4)

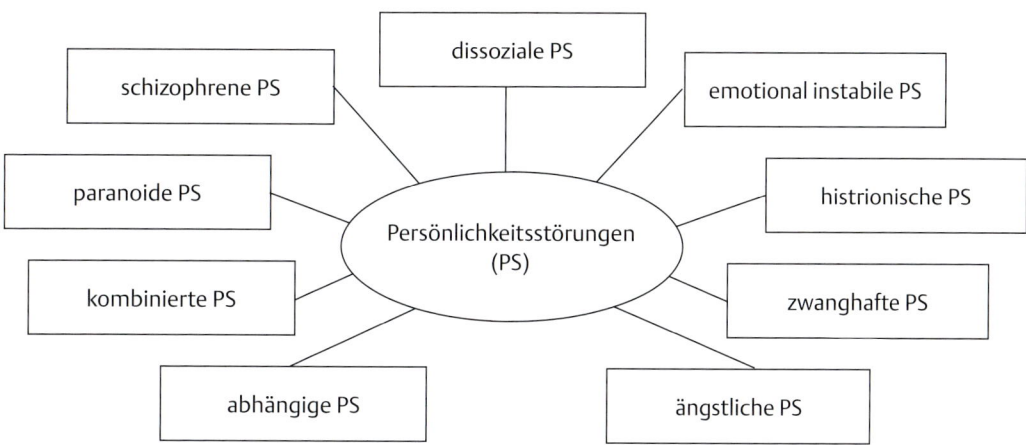

Abb. 2.4 Mind-Map Persönlichkeitsstörungen.

Diese Mind-Map kann Grundlage für weitere Ausführungen sein, so können Sie nun die genannten Krankheitsbilder noch genauer in Stichworten beschreiben.

2.4.10 Drogen und Süchte

Man unterscheidet die stoffgebundene Abhängigkeit (oder Sucht) und die nicht-stoffgebundene Abhängigkeit (abnorme Gewohnheiten und Störung der Impulskontrolle):
- *Drogen: Alkohol, Nikotin, Koffein, Medikamente (Schmerzmittel, Opiate etc.), Rauschmittel (Haschisch, Cannabis, Kokain, Ecstasy, Lösungsmittel)*
- *Süchte/Abhängigkeiten: Spielsucht, Esssucht, Arbeitssucht, Stehlsucht (Kleptomanie), Feuerlegen (Pyromanie)*

3 Spezielle Prüfungsthemen

3.1 Infektionskrankheiten

3.1.1 Wichtigste Unterschiede von Krankheitserregern

	Größe	Aufbau	Vermehrung
Bakterien	*1–10 µm*	*Zellwand aus Murein, Zytoplasma mit Erbgut, z. T. Geißeln zur Fortbewegung*	*Zellteilung in kurzer Zeit, oft nur 20 min*
Viren	*20–300 nm*	*sehr einfach: Hülle mit DNA oder RNA*	*benötigen eine Wirtszelle, die dann das Virus vermehrt*
Pilze	*2–100 µm*	*Trennwand aus Chitin, Zytoplasma*	*Sprossung*
Parasiten	*von mm bis m*	*einfache Tiere*	*sehr verschieden*

3.1.2 Klinische Mikrobiologie

Die Klinische Mikrobiologie befasst sich mit denjenigen Mikroorganismen, die in der Lage sind, Krankheiten hervorzurufen, deren Isolierung, Identifizierung, Abgrenzung von normalen Floren und deren Behandlung.

Als Heilpraktiker darf ich zwar Abstriche machen und ins Labor senden, aber keine Erreger anzüchten. Ich darf ein Antibiogramm anlegen lassen (im Labor), jedoch kein Antibiotikum verschreiben. Ich bin verpflichtet, mich an das Infektionsschutzgesetz (IFSG) zu halten.

3.1.3 Hepatitis B

- *Da es bereits viele Virusträger gibt, kann die Erkrankung schneller verbreitet werden.*
- *Insbesondere ist Hepatitis B unter Drogenabhängigen weitverbreitet, die Drogen injizieren, da das Virus parenteral übertragen wird.*
- *Die Inkubationszeit ist sehr lang, daher wird das Virus schon übertragen, bevor der Infizierte es durch Symptome bemerkt.*
- *Hepatitis B ist endemisch in großen Teilen Afrikas, dort sind Impfungen für die gesamte Bevölkerung zu teuer.*
- *Das Virus wird durch ungeschützten Geschlechtsverkehr übertragen, darum sind auch Menschen mit häufig wechselnden Sexualpartnern eine Risikogruppe.*
- *Die Erkrankung verläuft häufig auch unerkannt, so sind sich Erkrankte ihrer Ansteckung gar nicht bewusst.*

3.1.4   Virus und Bakterium im Dialog

Beispiel für einen Dialog zwischen Bakterium und Virus, die sich im menschlichen Körper begegnen:

- *Virus: „Was bist Du denn für ein Riese?"*
- *Bakterium: „Im Vergleich zu Dir bin ich ein hochkomplexer Organismus! Mein Name ist Staphylokokkus." (Suchen Sie sich einen aus, den Sie gut kennen!) „Und wer bist Du?"*
- *Virus: „Ich bin Epstein Barr, ein Virus, der seinen Wirt echt krankmachen kann."*
- *Bakterium: „Was? So klein und so angeben? Wie soll denn das gehen?"*
- *Virus: „Na ja, ich dringe in die Zellen meines Wirts ein und zwinge diese, mich nachzubauen. Dabei bemerken viele diese Infektion gar nicht, aber manche mache ich über lange Zeit müde, schlapp und antriebslos. Und was kannst Du mit Deiner Größe?"*
- *Bakterium: „Ich kann fast überall wachsen und gedeihen, sogar im Kartoffelsalat! Die Lebensmittel kann ich sogar vergiften, da ich ein hitzeresistentes Gift bilden kann. Gelange ich in die Wunde eines Organismus, kann ich wunderschönen goldgelben Eiter hervorrufen."*
- *Virus: „Und keiner erkennt Dich und kann das abstellen?"*
- *Bakterium: „Schwer! Denn durch meine rasche Vermehrung kann ich mich sehr schnell anpassen, auch wenn man mich mit Medikamenten vertreiben will. Darum fühle ich mich inzwischen auch in Krankenhäusern sehr wohl. Wie ist das bei Dir?"*
- *Virus: „Ähnlich: Ich verhalte mich sehr unauffällig, mancher Mensch bemerkt mich gar nicht! Und mich vertreiben? Ha, das klappt auch nicht!"*
- *Bakterium: „Na, da haben wir beide trotz unterschiedlicher Größe etwas gemeinsam."*

3.1.5   Magen-Darm-Infekt

Sie raten den Freunden, sofort auf strikte Hygiene zu achten, um andere Familienmitglieder nicht anzustecken. Eine ärztliche Konsultation sollte sofort und unbedingt erfolgen! Der Arzt sollte eine Stuhlprobe einsenden, evtl. auch Erbrochenes. Fragen Sie weitere Partygäste nach Symptomen und schicken Sie diese ggf. auch zum Arzt.

3.1.6   Hepatitis-Quiz

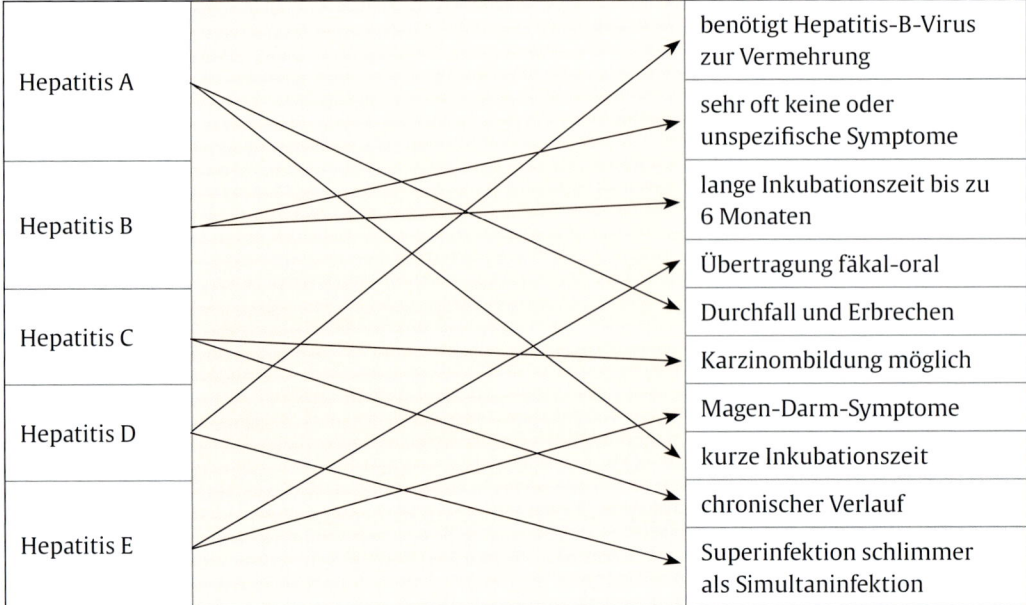

Hepatitis A	benötigt Hepatitis-B-Virus zur Vermehrung
	sehr oft keine oder unspezifische Symptome
Hepatitis B	lange Inkubationszeit bis zu 6 Monaten
	Übertragung fäkal-oral
Hepatitis C	Durchfall und Erbrechen
	Karzinombildung möglich
Hepatitis D	Magen-Darm-Symptome
	kurze Inkubationszeit
	chronischer Verlauf
Hepatitis E	Superinfektion schlimmer als Simultaninfektion

3.1.7   Fallbeispiel: Borreliose

Sie klären die Patientin darüber auf, dass es gegen Zecken keine(!) Impfung gibt, sie wohl eine Impfung gegen FSME (Frühsommer-Meningoenzephalitis) erhalten hat. Diese schützt zwar vor dem Virus der FSME, jedoch nicht vor dem Bakterium Borrelia. Diese Infektion zeigt sich klinisch in Form der vorhandenen Wanderröte. Sie schicken die Patientin zu ihrem Hausarzt, mit der Bitte sich dort vorzustellen, da evtl. ein Antibiotikum verabreicht werden muss. Der Arzt wird dann auch Blut abnehmen und eine Antikörperuntersuchung veranlassen. Diese kann jedoch im sehr frühen Stadium negativ sein, da das Immunsystem noch keine Antikörper gebildet hat. Dann muss die Laboruntersuchung zu einem späteren Zeitpunkt nochmals wiederholt werden. In seltenen Fällen kann die Infektion nicht laborchemisch nachgewiesen werden.

3.1.8   Infektionskrankheiten, die am häufigsten in Deutschland vorkommen

- ~~Typhus~~
- ~~Diphtherie~~
- *Pfeiffer'sches Drüsenfieber*
- ~~AIDS~~
- *grippaler Infekt*
- ~~Tollwut~~
- ~~Röteln~~
- ~~Masern~~
- *Wundrose*

3.1.9   Symptome oder Laborwerte bei einer Infektion mit Viren:

- *leicht erhöhte Temperatur (um 38 °C) oder Fieberschübe*
- *Kopfschmerzen*
- *Gliederschmerzen*
- *Müdigkeit*
- *Hauterscheinungen, Exantheme*
- *normale oder erniedrigte Leukozytenzahl*
- *normales oder leicht erhöhtes CRP*

3.1.10 Fallbeispiel: Hustenerreger

- *Adenoviren*
- *Influenzaviren*
- *Parainfluenzaviren*
- *Streptokokken*
- *Chlamydien (Kontakt zu Vögeln?)*
- *Mykoplasmen*
- *Legionellen (Sauna? Hotelaufenthalt? Schwimmbad?)*
- *Corynebakterien (Halsschmerzen vorausgegangen?)*
- *Bordetella pertussis (Keuchhusten, Kontakt zu erkrankten Kindern?)*

3.2   Onkologie

3.2.1   Allgemeine Symptome einer Krebserkrankung:

- *ungewollter Gewichtsverlust (mehr als 10 % des Körpergewichts in 6 Monaten)*
- *Leistungsknick, Erschöpfung*
- *Nachtschweiß*
- *vermehrt Infekte und Entzündungen*
- *Juckreiz*
- *rasch blaue Flecken, Nasenbluten*
- *Fieber*

▌Achtung

Hellhörig werde ich bei einer Kombination der 3 erstgenannten Symptome!

3.2.2 Häufigkeit der unterschiedlichen Krebsarten

Häufigkeit	Männer	Frauen
1. Stelle	*Prostata*	*Brust*
2. Stelle	*Darm*	*Darm*
3. Stelle	*Lunge*	*Lunge*
4. Stelle	*Harnblase*	*Gebärmutter*
5. Stelle	*Magen*	*Ovarien*

3.2.3 Leukämiearten

	ALL	AML
Betroffene	*Kinder, Erwachsene*	*Erwachsene > 60 Jahre*
Häufigkeit	*häufigste der Kinder*	*zweithäufigste im höheren Alter*
Symptome	*Knochenschmerzen (Kinder!), generalisiert vergrößerte Lymphknoten, Blut: Lymphoblasten*	*Entzündungen im HNO-Bereich (Soor), Hepatosplenomegalie, Blut: Myeloblasten*
Therapie	*Chemotherapie, Knochenmarktransplantation, Stammzelltherapie*	*Chemotherapie, Knochenmarktransplantation, Stammzelltherapie*
Prognose	*Kinder: 70–80 % Heilung, Erwachsene: 40–50 % Heilung*	*schlecht*

	CLL	CML
Betroffene	*Erwachsene (Männer) > 60 Jahre*	*Erwachsene, mittleres Alter*
Häufigkeit	*häufigste im höheren Alter*	*dritthäufigste im Erwachsenenalter*
Symptome	*vergrößerte Lymphknoten, Hepatosplenomegalie, But: Lymphoblasten, Ekzeme, Juckreiz, Mykosen*	*riesige Milz, schubweiser Verlauf mit chronischer Phase (oft symptomfrei), Akzelerationsphase, Blastenschub*
Therapie	*schonende, symptomatische Chemotherapie*	*Erhalt der chronischen Phase so lange wie möglich*
Prognose	*gut*	*tödlich im Blastenschub*

3.2.4 Symptome verschiedener Krebserkrankungen:

- erschwertes Wasserlassen beim Mann: *Prostatahyperplasie, -adenom oder -karzinom*
- schmerzloses Blut im Urin: *Blasenkrebs*
- Abneigung gegen Fleisch: *Magenkrebs*
- Veränderungen der Stuhlgewohnheiten: *Darmkrebs*
- lange anhaltender Husten: *Lungenkrebs*
- dunkler Stuhl: *Darmkrebs*
- Blutungen nach den Wechseljahren: *Gebärmutterkrebs*

3.2.5 Belastungsfaktoren von Krebserkrankungen:

- *Diagnosestellung an sich: Klären Sie als Heilpraktiker auf, was Krebs ist, wie die Therapie verlaufen kann und beziehen Sie die Angehörigen mit ein.*
- *Nebenwirkungen der Chemotherapie: Der Verlust der Haare ist für Frauen besonders belastend. Klären Sie auch hier auf, dass dies nur vorübergehend ist. Gegen die Übelkeit hilft evtl. ein homöopathisches Mittel (z. B. Nux vomica).*
- *Nachuntersuchungen: Die Angst vor einer schlechten Nachricht belastet Körper und Seele. Bestärken Sie die Patienten darin, Dinge zu tun, an denen er/sie Freude hat.*
- *Verlust der Brust, anderer Körperteile oder Narbenbildung: Es gibt heute Möglichkeiten, z. B. die Brust zu rekonstruieren oder entsprechende Prothesen zu verwenden. Klären Sie auf. Helfen Sie aber auch psychisch, diesen Eingriff zu begreifen.*

3.2.6 Brustkrebsvorsorge

- *Vorsorge:*
  - *regelmäßige Selbstuntersuchung der Brust und Achselhöhlen (Anleitung geben)*
  - *regelmäßige (mindestens jährliche) Besuche beim Gynäkologen, dort ebenfalls Tastuntersuchung, Ultraschall oder ggf. Mammografie (wird ab dem 30. Lebensjahr von der Kasse bezahlt)*

- *Risikofaktoren:*
  - *Lebensalter zwischen 50 und 70 Jahren*
  - *Brustkrebs in der Familie*
  - *Veränderungen des Brustgewebes, auch gutartige*
  - *Übergewicht und fettreiche Ernährung*
  - *Kinderlosigkeit*
  - *spätes Einsetzen der Wechseljahre*
  - *frühe erste Menstruation*

3.2.7 Darmkrebs

Darmkrebs ist in Deutschland die *häufigste* Krebserkrankung und betrifft Männer und Frauen *gleichermaßen*. Darmtumoren wachsen sehr *langsam* und verursachen so lange Jahre *keine* Symptome. Doch Darmkrebs ist in einem frühen Stadium durchaus *heilbar*. Darum ist jede *Veränderung* der Stuhlgewohnheiten abzuklären. Hierzu gehören:

- *chronische Verstopfung*
- *Durchfälle*
- *Krämpfe im Bauchraum*
- *Veränderung der Stuhlfarbe*
- *Veränderung der Stuhlfrequenz*

Wird ein Darmkrebs früh erkannt, so hat er noch nicht in andere Organe *metastasiert*. Die Heilungschancen sind dann *sehr gut*. Besonders Personen mit bekannten Darmkrebserkrankungen in der *Familie* sollten auf ihre Stuhlgewohnheiten achten und Früherkennungsmaßnahmen nutzen.

3.2.8   Fallbeispiel: Onkologie

- *Differenzialdiagnose: Gastritis, Ulkus, Magenkarzinom*
- *Anamnese:*
  - *Abneigung gegen bestimmte Speisen (insbesondere Fleisch wäre ein Hinweis auf einen Magentumor)*
  - *Medikation? Fragen Sie gezielt nach nicht-steroidalen Antirheumatika (Schmerzmittel), diese verursachen häufig Magenschleimhautentzündungen.*
  - *Die Beschwerden treten nach dem Essen auf: Hinweis auf eine Störung im Magen; Zwölffingerdarmgeschwüre schmerzen im Nüchternzustand.*
- *Untersuchung: Messen von Blutdruck und Abhören der Herztöne; Blutentnahme mit kleinem Blutbild und CRP, Eisen, Ferritin, Nachweis von Helicobacter-pylori-Antikörpern*
- *Empfehlen Sie dem Patienten, einen Termin beim Gastroenterologen zu machen.*

3.2.9   Risikofaktoren und Prophylaxe von Krebserkrankungen

Risikofaktoren	Prophylaxe
falsche Ernährung	*Verzehr von regionalen/saisonalen frischen Lebensmitteln, Vollkorn statt Weißmehl, weniger Zucker*
Übergewicht	*weniger Zucker, Obst statt Süßgkeiten, 2× in der Woche Dinner-Cancelling, täglich 20 min Bewegung an der frischen Luft!*
Tabakrauch	*Aufhören mit dem Rauchen, Hobbys suchen*
Lebensstilfaktoren, Psyche	*Finden Sie heraus, was Sie belastet, und stellen Sie es ab oder ändern Sie Ihre Einstellung. Tun Sie Dinge, die Ihnen Freude machen, jetzt! Pflegen Sie Freundschaften.*
UV-Strahlen (Sonne ohne Schutz)	*Nicht länger als 20 min ungeschützt in die Sonne gehen.*
chemische Substanzen (Kanzerogene)	*Nichts Verkohltes essen (Grillen), Tabakrauch meiden, Alkohol meiden, nichts Verschimmeltes verzehren, Verzicht auf stärkehaltige und gleichzeitig hocherhitzte Lebensmittel.*
Viren (HIV, Epstein-Barr-Virus)	*Immunsystem stärken.*
genetische Faktoren	*Liegen erbliche Dispositionen vor, erst recht alle anderen Risikofaktoren reduzieren.*

3.2.10   Krebsentstehung

Durch eine Reizsummation oder Reizaddition kommt es zur Veränderung der DNA einer Zelle. Diese Veränderung kann nun so gravierend sein, dass die Zelle nicht überlebensfähig ist und abstirbt oder die Veränderung den programmierten Zelltod, die Apoptose, auslöst. Bei gut funktionierendem Immunsystem sind auch die Lymphozyten in der Lage, diese entartete Zelle zu erkennen und zu zerstören. Damit wäre der Gesamtorganismus schadlos geblieben. Versagen die oben beschriebenen Mechanismen, wächst die Zelle zunächst an Ort und Stelle und vermehrt sich. Im weiteren Verlauf der Erkrankung wächst der nun entstehende Tumor in das umliegende Gewebe hinein und zerstört es. Dabei ist er in der Lage, mittels Angiogenesefaktoren den Körper zu veranlassen, ihn mit Blutgefäßen zu versorgen und somit zu nähren. Bei weiterem Wachstum dringen einzelne aktiv bewegliche Zellen in die Blutbahn und/oder Lymphgefäße ein und lassen sich so in den ganzen Körper transportieren. Die Metastasierung hat begonnen.

3.3 Besondere Personengruppen

3.3.1 Häufigste Beschwerden bestimmter Personengruppen

Ältere Menschen	Schwangere	Kinder	Sportler
Bluthochdruck	Anämie	akute Atemwegs-infekte	Bänderzerrung
Diabetes mellitus	Blutungen	Magen-Darm-Infekt	Distorsion
Schlaganfall	Schwangerschafts-erbrechen	Neurodermitis	Prellung
Arthrose	Migräne	Heuschnupfen	Muskelverletzung
Herzinsuffizienz	Gestose	Herpesinfekt	Bänderabriss

3.3.2 Allgemeine Empfehlungen zur Ernährung von Kindern:

- Stillen bis zum 4.–6. Monat
- ab dem 7. Monat nach und nach Einführen von weiteren Lebensmitteln (Beikost)
- viel Abwechslung (optimierte Mischkost)
- reichlich pflanzliche Lebensmittel
- wenig tierische Lebensmittel
- sehr wenig fettreiche Lebensmittel und Süßigkeiten

▌ Achtung

Besondere Vorsicht ist bei Kindern geboten, bei denen ein oder beide Elternteile Allergiker sind!

3.3.3 Wechseljahresstörungen:

- Schlafstörungen
- Reizbarkeit
- trockene Haut
- Hitzewallungen
- rasche Erschöpfung
- unwillkürlicher Harnabgang
- Antriebsarmut
- Gewichtszunahme
- ~~Abneigung gegen Fleisch~~

3.3.4 Demenzerkrankung

- Vergessen von Namen oder Terminen (gehäuft!)
- Zerstreutheit
- Wortfindungsstörungen, unverständliche Sprache (Verwenden von Füllworten)
- Orientierungsprobleme in gewohnter Umgebung
- eingeschränkte Entscheidungsfähigkeit
- Probleme mit Zahlen oder dem Rechnen
- Nicht-Auffinden von Gegenständen, Verstauen an unüblichen Orten
- plötzliche Stimmungsschwankungen
- Veränderung der Persönlichkeit
- Desinteresse an bislang geliebten Dingen und Hobbys

3.3.5 Fallbeispiel: Schwangerschaft

- *Verdacht: schwangerschaftsbedingte Erkrankung (Gestose, Präeklampsie); EPH-Gestose mit: Ödem, Proteinurie, Hypertonie*
- *Sie bestellen die Patientin schnellstmöglich in die Praxis oder raten ihr, den Gynäkologen aufzusuchen.*
- *Untersuchung: In Ihrer Praxis messen Sie dann den Blutdruck und führen einen Urin-Stick-Test auf Eiweiß durch. Ebenfalls schauen Sie sich die Beine der Patientin an und prüfen, ob es sich um Ödeme handelt (Sie drücken auf den geschwollenen Körperteil und der Fingereindruck bleibt für einige Sekunden sichtbar, ähnlich eines Hefeteigs.). Sind diese Zeichen positiv (oder auch nur eines davon), schicken Sie die Schwangere sofort zum Gynäkologen.*
- *Komplikationen:*
  - *Linksherzinsuffizienz*
  - *Hirnödem oder Hirnblutungen*
  - *Leberfunktionsstörungen*
  - *Ödeme, Aszites, Pleuraerguss, Perikarderguss*
  - *Unterversorgung des Ungeborenen*

3.3.6 Vorbereitung Halbmarathon

- *körperliches Training (3×/Woche Training mit langsamer Steigerung):*
  - *Dienstag: 30 min lockerer Dauerlauf*
  - *Donnerstag: Steigerungen einbauen, also Tempowechsel (mit Gehpausen) oder etwas länger laufen*
  - *Sonntag: beginnend mit 60 min langsamem Laufen, langsam steigern bis auf ca. 2,5 h*
- *Ernährung:*
  - *wenig Zucker*
  - *Verwendung guter Fette (Olivenöl, Leinöl, Rapsöl)*
  - *viel frisches Obst und Gemüse*
  - *Vollkornbrot und -nudeln*
  - *reichlich Trinken(!): bis zu 3 l/Tag*
- *Psyche:*
  - *Stellen Sie sich vor, Sie haben Ihr Ziel erreicht! Wie fühlt sich das an?*
  - *Visualisieren Sie möglichst genau!*

4   In der Praxis

4.1   Berufskunde

4.1.1   § 1 des Heilpraktikergesetzes (HPG)

Es folgt der Originalauszug aus dem Gesetz über die berufsmäßige Ausübung der Heilkunde ohne Bestallung (Heilpraktikergesetz), Stand: zuletzt geändert durch Art. 2 V vom 4.12.2002. Bestallt zu sein bedeutet, die staatliche Berufszulassung zu besitzen:

§1

(1) Wer die Heilkunde, ohne als Arzt bestallt zu sein, ausüben will, bedarf dazu der Erlaubnis.

(2) Ausübung der Heilkunde im Sinne dieses Gesetzes ist jede berufs- oder gewerbsmäßig vorgenommene Tätigkeit zur Feststellung, Heilung oder Linderung von Krankheiten, Leiden oder Körperschäden bei Menschen, auch wenn sie im Dienste von anderen ausgeübt wird.

(3) Wer die Heilkunde bisher berufsmäßig ausgeübt hat und weiterhin ausüben will, erhält die Erlaubnis nach Maßgabe der Durchführungsbestimmungen; er führt die Berufsbezeichnung „Heilpraktiker".

4.1.2   Gesetzeskunde

Die Fußpflegerin ist mit folgenden Gesetzen in Konflikt geraten:

- *Ausübung der Heilkunde HPG §1 (2): Therapieren und Diagnostizieren ohne Erlaubnis oder Bestallung als Arzt ist verboten!*
- *Arzneimittelgesetz: Verabreichung von Arzneimitteln aus dem eigenen Praxisvorrat, jedoch keine Mitgabe der Reste an den Patienten, schon gar nicht aus einer Großpackung*

> ## Achtung
> Arzneimittel können als Muster an den Patienten mitgegeben werden. Dies ist zu dokumentieren. Apothekenpflichtige Arzneimittel können Sie rezeptieren, wenn diese nicht verschreibungspflichtig sind. Das Verordnen von verschreibungspflichtigen Arzneimittel ist dem Heilpraktiker untersagt!

4.1.3   Vertrieb von Nahrungsergänzungsmitteln

Grundsätzlich Ja, aber:

- *Sie benötigen einen Sachkundenachweis für frei verkäufliche Arzneimittel (Prüfung vor der IHK).*
- *Die Verkaufstätigkeit muss komplett (räumlich, finanziell und organisatorisch) von Ihrer Praxis getrennt sein, sonst kann es sein, dass Sie mit Ihrer Praxis und dem Verkauf gewerbesteuerpflichtig werden.*

4.1.4   Einstellen eines Praktikanten

- *Auch wenn der Praktikant ohne Honorar arbeitet, muss er der Berufsgenossenschaft (BG) gemeldet werden. Dann muss auch der Heilpraktiker Mitglied in der BG werden (Ohne Mitarbeiter ist dies freiwillig.). Dies ist mit Kosten verbunden.*
- *Die Erstellung eines Arbeitsvertrags ist zu empfehlen.*
- *Der Praktikant muss ein Gesundheitszeugnis vorweisen.*
- *Es muss ein Hygieneplan erstellt und ausgehängt werden. Die Einhaltung muss überwacht werden.*
- *Der Praktikant darf nur in Anwesenheit des Heilpraktikers Untersuchungen durchführen.*
- *Der Praktikant muss vor der Nutzung von Geräten mit deren Bedienung vertraut gemacht werden.*
- *Der Heilpraktiker muss dem Praktikanten Schutzkleidung zur Verfügung stellen.*
- *Grundsätzlich muss ein Erste-Hilfe-Kasten in der Praxis vorhanden sein.*
- *Bei Verletzungen im Rahmen des Praktikums sind diese zu dokumentieren und 5 Jahre aufzubewahren.*
- *Entsteht daraus eine Arbeitsunfähigkeit von mehr als 3 Tagen, so muss der Heilpraktiker dies der BG melden.*

4.1.5   Pflichten als Heilpraktiker:

- *Sorgfaltspflicht*
- *Aufklärungspflicht*
- *Schweigepflicht*
- *Meldepflicht*
- *Haftpflicht*
- *Fortbildungspflicht*
- *Dokumentationspflicht*
- *Aufbewahrungspflicht*
- *Garantenpflicht*

4.1.6   Als Heilpraktiker nicht erlaubt:

- *Behandeln von Personen, die an einer meldepflichtigen Infektionskrankheit leiden oder der Verdacht besteht*
- *Behandeln von Personen mit sexuell übertragbaren Erkrankungen oder Personen, bei denen ein Verdacht auf eine sexuell übertragbare Erkrankung besteht*
- *Anzüchten von Erregern*
- *Behandlung von Erkrankungen im Mund*
- *Leisten von Geburtshilfe (Notfälle ausgeschlossen)*
- *Ausstellen von Totenscheinen und Leichenschau*
- *Abrechnungen über die gesetzliche Krankenkasse*
- *Durchführen von Schwangerschaftsabbrüchen oder deren Beratung*
- *Durchführen von künstlichen Befruchtungen*
- *Herstellen von Arzneimitteln (z. B. einer selbst gemachten Salbe)*
- *Verkauf von apothekenpflichtigen Arzneimitteln*
- *Verordnen verschreibungspflichtiger Arzneimittel*
- *Durchführen von Fernbehandlungen (z. B. per Telefon)*
- *Abgeben von Heilsversprechen*
- *Durchführen von Röntgenuntersuchungen*

4.1.7   Werbung für die Praxis

Einzuhalten ist das Gesetz gegen den unlauteren Wettbewerb: Es darf nicht gegen die guten Sitten verstoßen werden, z. B.:

- *ausschließliche Verwendung des Titels Heilpraktiker (nicht Homöopath, Spezialistin für Darmsanierung etc.)*
- *keine Vermischung mit anderen Titeln, z. B. Dipl.-Chem., Dr. rer. nat.*
- *Veröffentlichung von sachlichen Informationen (nicht „beste Therapie bei" oder „große Erfolge durch" etc.)*
- *Die Therapieverfahren, für die eine besondere Qualifikation besteht, dürfen aufgeführt werden (Bitte nicht alle alternativen Verfahren von A wie Akupunktur bis O wie Ozontherapie auflisten!). Diese Verfahren dürfen sachlich beschrieben werden.*
- *Angabe von Name, Adresse, Sprechzeiten, telefonischer Erreichbarkeit und E-Mail-Adresse oder Homepage*

4.1.8 Geräte in der Praxis

Zur Anwendung kommt das Medizinproduktegesetz (MPG) und die Medizinprodukte-Betreiber-Verordnung:

- *Alle eingesetzten Geräte müssen eine CE-Kennzeichnung haben.*
- *Die sachgerechte Handhabung muss sichergestellt sein, eine Einweisung hat durch den Hersteller vor Ort zu erfolgen.*
- *Es ist ein Medizinproduktebuch oder ein Bestandsverzeichnis zu führen. Im Medizinproduktebuch wird auch die Gebrauchsanweisung aufbewahrt, außerdem wird hier dokumentiert, wer/wann am Gerät eingewiesen wurde, wann technische Kontrollen, technische Störungen und deren Meldung an den Hersteller durchgeführt wurden.*
- *Jede Funktionsstörung, die zu erheblichen Gesundheitsschäden führt oder dazu führen hätte können, muss dem Deutschen Institut für Medizinische Dokumentation gemeldet werden.*
- *Blutdruckmessgeräte und digitale Fieberthermometer müssen alle 2 Jahre geeicht werden.*

4.1.9 Bachblüten

- *Sie dürfen die Bachblüten nicht in einem Fläschchen mixen und dem Patienten mitgeben (Herstellen eines Arzneimittels und dessen Inverkehrbringen).*
- *Sie dürfen den Patienten die Bachblüten in einem Glas direkt zur Verabreichung geben.*

4.1.10 Meldepflicht nach § 6 des Infektionsschutzgesetzes (IFSG)

- *Sie erhalten auf den Homepages Ihres Gesundheitsamts oder beim Robert Koch-Institut ein aktuelles Formblatt zum Ausdrucken, hier werden die wichtigsten Daten erfasst und abgefragt.*
- *Gemeldet wird innerhalb von 24 h an das für den Aufenthalt des Erkrankten zuständige Gesundheitsamt.*
- *Fehlen einige Daten, wird trotzdem innerhalb von 24 h gemeldet und die fehlenden Daten später nachgeliefert.*
- *Bestätigt sich der Verdacht nicht, muss auch dies gemeldet werden! Dies wird aber der nun behandelnde Arzt durchführen.*

4.2 Hygiene

4.2.1 Unterschied von Desinfektion und Sterilisation

	Desinfektion	Sterilisation
Beschreibung	*Abtötung von pathogenen Keimen*	*Abtötung aller Keime inklusive Sporen*
Verfahren bzw. Chemikalien	• *Alkohol* • *Formaldehyd* • *Phenole* • *Halogene: Chlor, Jod* • *Oxidationsmittel: Ozon, Wasserstoffperoxid* • *3 min kochendes Wasser* • *5 min Wasserdampf von mindestens 100 °C*	• *Autoklavieren: Wasserdampf und Druck* • *Heißluftsterilisation: heiße Luft und Zeit* • *Bestrahlung: Beta-, Gamma-, Röntgenstrahlen*

4.2.2 Checkliste zur Blutentnahme:

Hände waschen und desinfizieren!

1. *Das Tablett wird mit einem Flächendesinfektionsmittel desinfiziert (Einwirkzeit beachten).*
2. *Auf dem Tablett wird vorbereitet:*
   - *geeignetes Hautdesinfektionsmittel*
   - *Tupfer*
   - *Abnahmebesteck Kanüle und Spritze (am besten schon mit Namen versehen!)*
   - *Pflaster*
   - *Einmalhandschuhe*
   - *Stauschlauch*
3. *Handschuhe anziehen.*
4. *Geeignete Vene in der Ellenbeuge suchen.*
5. *Stauschlauch im unteren Drittel des Oberarms anlegen.*
6. *Desinfektionsmittel aufsprühen! Einwirkzeit abwarten und Stelle nicht mehr berühren!*
7. *Nadel und Kanüle zusammensetzen.*
8. *Kanüle mit dem Schliff nach oben im ca. 45°-Winkel durch die Haut in die Vene einführen.*
9. *Aspirieren, ggf. Sitz der Kanüle korrigieren.*
10. *Röhrchen befüllen, beim Wechsel der Röhrchen Kanüle möglichst ruhig halten.*
11. *Stauschlauch lockern.*
12. *Tupfer auflegen und Kanüle schnell aus der Injektionsstelle ziehen, Tupfer sofort aufdrücken.*
13. *Kanüle sofort in geeignetem Abwurfbehälter entsorgen.*
14. *Injektionsstelle mit Pflaster versorgen.*

4.2.3   Abfallentsorgung

In der Naturheilpraxis fallen in der Regel 2 Gruppen von Abfällen an:

- *Gruppe A: Abfälle ohne besondere Anforderungen, wie Papier, Pappe, Glas, Verpackungsmaterialien, die wie Hausmüll zu entsorgen sind.*
- *Gruppe B: Mit Blut oder anderen Sekreten beschmutze Dinge, wie Wundverbände, Tupfer etc., die in fest verschlossenen Abfallsäcken in den Hausmüll überführt werden müssen.*

Achtung

Kanülen müssen in geeignete Behälter gesteckt werden, deren Wände nicht durchstochen werden können, und können dann in mit o. g. Abfällen in fest verschlossenen Abfallsäcken im Hausmüll entsorgt werden.

4.2.4   Praxiseinrichtung

- Behandlungsräume: *wischbare Böden, kein Teppichboden!*
- Behandlungsliege: *wischbare, desinfizierbare Oberfläche, CE-Zeichen, die Auflage von Einmalhandtüchern ist empfehlenswert!*
- Toilette: *Es muss separat eine für Ihre Patienten vorhanden sein, diese Toilette können Sie auch selbst nutzen. Sollten Sie Personal beschäftigen, benötigen Sie eine zusätzliche Personaltoilette. Auf den Toiletten stellen Sie ein geeignetes Flächendesinfektionsmittel zur Verfügung.*
- Wartebereich: *Achten Sie darauf, dass Gespräche in Ihrem Besprechungs- oder Behandlungsraum nicht mitgehört werden können, wischbare Böden.*

Achtung

Zusätzlich müssen Sie noch die Richtlinien des Bauamts Ihres Wohnorts beachten.

4.2.5   Verwendung einer Natriumchlorid-Lösung

1. *Bei der 1. Verwendung das Datum der Öffnung auf die Flasche mit Natriumchlorid-Lösung schreiben.*
2. *Meist kühl aufzubewahren.*
3. *Mit geeignetem Verschlussstopfen verschließen.*
4. *Verwendung nach Anbruch laut Herstellerangaben*

4.2.6 Kreuzworträtsel: Hygiene

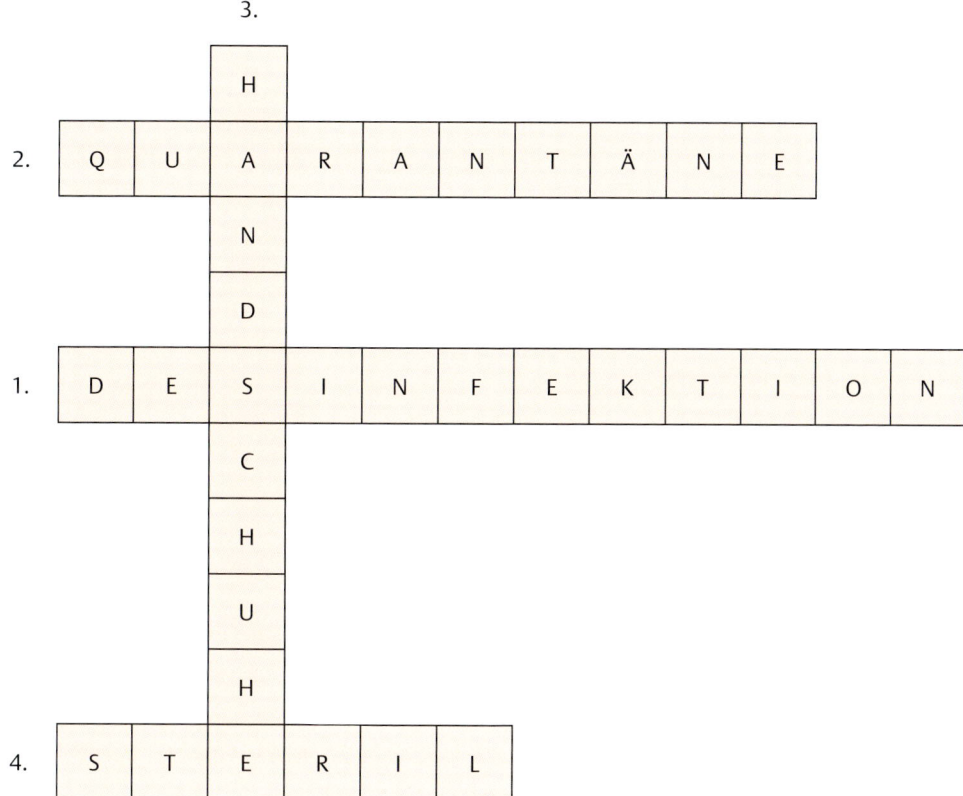

4.3 **Labor – Blutuntersuchung**

4.3.1 Vorstellung Erythrozyt

Mein Name ist Erythrozyt, ihr könnt mich aber auch Ery nennen, denn so nennen mich alle, die mit mir zu tun haben!
Ich bin im Knochenmark zur Welt gekommen als Proerythroblast, da war ich noch ganz schön groß. Damals hatte ich sogar noch einen Zellkern. Ich reifte dann zum Erythroblast heran und mein Zellkern wurde immer kleiner. Als sich mein Zellkern mehr und mehr verkleinerte, wurde ich zum Normoblast. Schließlich zerfiel mein Zellkern in viele kleine Stücke und man nannte mich Retikulozyt, da mein Zellkern aussah wie ein kleines Netz. Und dann habe ich den Zellkern ganz verloren und wurde aus dem Knochenmark geworfen. So kam ich ins Blut. Na ja, den Kern brauche ich ja auch nicht, denn mit meinem Hämoglobin kann ich den Sauerstoff viel besser transportieren. Leider kann ich mich durch den Verlust meines Zellkerns nicht selbst teilen und lebe nur 120 Tage. Nun bin ich hier und transportiere Sauerstoff und sorge nebenbei noch dafür, dass mein Mensch nicht zu sauer wird.

4.3.2   Blut und seine Bestandteile

Der Mensch verfügt über ca. 5–7 l Blut. Es besteht hauptsächlich aus *Wasser* .
Man unterscheidet *feste* und *flüssige* Bestandteile. Im Plasma befinden
sich neben *Wasser* auch *wasserlösliche* Teilchen, wie *Eiweiße, Salze*
und Zucker . Zu den festen Bestandteilen gehören alle *Blutzellen* . Diese werden
wiederum grob unterschieden in 3 Zellarten: *Erythrozyten, Leukozyten und Thrombozyten* .
Die größten sind die *Leukozyten* , die häufigsten sind die Erythrozyten, davon besitzen wir
ca. 5 Mio. pro µl Blut. Der Anteil der festen Bestandteile im Blut wird als *Hämatokrit*
angegeben und sollte beim Gesunden bei *40–50%* liegen.

4.3.3   Laborwerte und Normbereiche

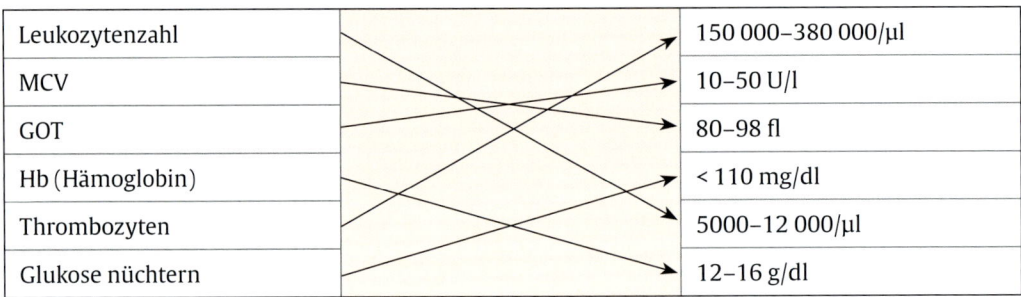

Leukozytenzahl	150 000–380 000/µl
MCV	10–50 U/l
GOT	80–98 fl
Hb (Hämoglobin)	< 110 mg/dl
Thrombozyten	5000–12 000/µl
Glukose nüchtern	12–16 g/dl

4.3.4   Enzymveränderungen bei organischen Erkrankungen:

- GOT/GPT↑: *Lebererkrankungen*
- Lipase↑: *Erkrankung der Bauchspeicheldrüse*
- CK-MB↑: *Herzmuskelerkrankungen (Herzinfarkt)*
- AP (alkalische Phosphatase)↑: *Galleabflussstörung, Knochenstoffwechselstörung*
- CHE (Cholinesterase)↓: *gestörte Syntheseleistung der Leber*

4.3.5   Blutgruppen-Puzzle: Blutgruppe A, B, AB und 0 (Abb. 4.1)

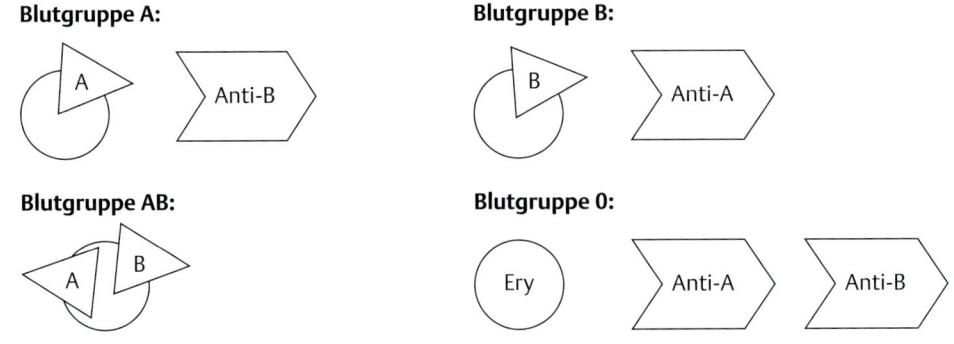

Abb. 4.1   Blutgruppenzuordnung.

4.3.6 Unterschied zwischen Blutserum und -plasma

- *Plasma und Serum enthalten keine Blutzellen, sondern nur das Blutwasser und die darin enthaltenen Teilchen.*
- *Plasma enthält alle noch aktiven Gerinnungsfaktoren, die Gerinnung wurde durch z.B. Natriumcitrat gestoppt. Beim Serum ist das Blut komplett geronnen und verklumpt. Serum ist also Plasma ohne Gerinnungsfaktoren.*

4.3.7 Bestandteile im Blut eines gesunden Menschen:

- *Harnsäure*
- *Bakterien*
- *Salze*
- *Eiweiß*
- *einige Pilze*
- *Blutplättchen*
- *Zucker*
- *Killerzellen*

- ~~Lymphoblasten~~
  (Blasten = unreife Zellen, gehören ins Knochenmark!)
- *Cholesterin*
- *Bilirubin*
- *neutrophile Granulozyten*
- *Wasser*
- *Metalle*
- *Triglyzeride*

4.4 Notfälle

4.4.1 Fallbeispiel: Notfall im Supermarkt

Die richtige Reihenfolge lautet: *f, e, d, a, b, c, g*

> **Achtung**
> Bei bewusstlosen Patienten nichts in den Mund stecken! Es besteht Erstickungsgefahr!

4.4.2 Zuckergabe als Sofortmaßnahme bei Über- oder Unterzuckerung

- *Im Falle der Unterzuckerung ist diese Maßnahme lebensrettend!*
- *Im Falle der Überzuckerung schadet die Zuckergabe nicht! Es bleibt eine Hyperglykämie – ob mit 400 oder mit 600 mg/dl Zucker im Blut.*

4.4.3 Anaphylaktischer Schock

Phase	Symptome	Maßnahmen
0	*lokale Reaktion*	*Unterbinden der Allergenzufuhr, Dokumentieren!*
I	*Haut- und Schleimhautreaktion, Allgemeinsymptome: Kopfschmerz, Schwindel, Übelkeit*	*Notarzt informieren, Sauerstoffgabe, Beruhigen des Patienten, Antiallergikum verabreichen, Kontrolle der Vital-funktionen*
II	*Kreislaufstörungen: Blutdruckabfall, Herzrasen; Erbrechen, Durchfall, Atemprobleme*	*Schocklagerung (Beine hoch lagern), venösen Zugang legen, Elektrolytlösung infundieren*
III	*schwere Atemnot, Schockzeichen, Bewusstlosigkeit*	*Infusion schneller laufen lassen, zusätzlichen Zugang legen*
IV	*Atem- und Kreislaufstillstand*	*Reanimation*

4.4.4 Herzinfarkt

Männer	Frauen
ab dem 40. Lebensjahr	*nach der Menopause, ab dem 50. Lebensjahr*
Enge in der Brust	*Druck auf der Brust*
Schweißausbruch	*Bauchschmerzen*
Todesangst	*Unruhe*
Schmerzen im linken Arm	*Schmerzen im Kiefer oder Hals*
Atemnot	*Übelkeit und Erbrechen*
Stuhldrang	*Atemnot*

4.4.5 Fallbeispiel: Asthmaanfall

Richtig ist folgende Lösung:

- *Sie beruhigen den Patienten und fordern ihn auf, im Sitzen oder Stehen ruhig zu atmen.*

4.4.6 Fallbeispiel: Verkehrsunfall

- *Sich selbst schützen mit einer Warnweste.*
- *Unfallstelle absichern: Warndreieck!*
- *Überblick verschaffen über: Zahl der Verletzten und Schwere der Verletzung.*
- *Notarzt und Polizei informieren mit Angabe von Name, Standort und Situation.*
- *Personen aus unmittelbarem Gefahrenbereich retten (z. B. auslaufendes Benzin).*
- *Stark blutende Wunden stillen, wenn möglich, und steril abdecken.*
- *Bewusstseinslage überprüfen:*
  - *bewusstlos und Atmung vorhanden: stabile Seitenlage*
  - *bewusstlos und keine Atmung, Puls vorhanden: Beatmen*
  - *Puls nicht vorhanden: Reanimation*
- *Unfallopfer bis zum Eintreffen von Polizei und Notarzt beruhigen, Vitalfunktionen überprüfen.*
- *Nicht vom Unfallort entfernen! Der Polizei Auskunft erteilen.*

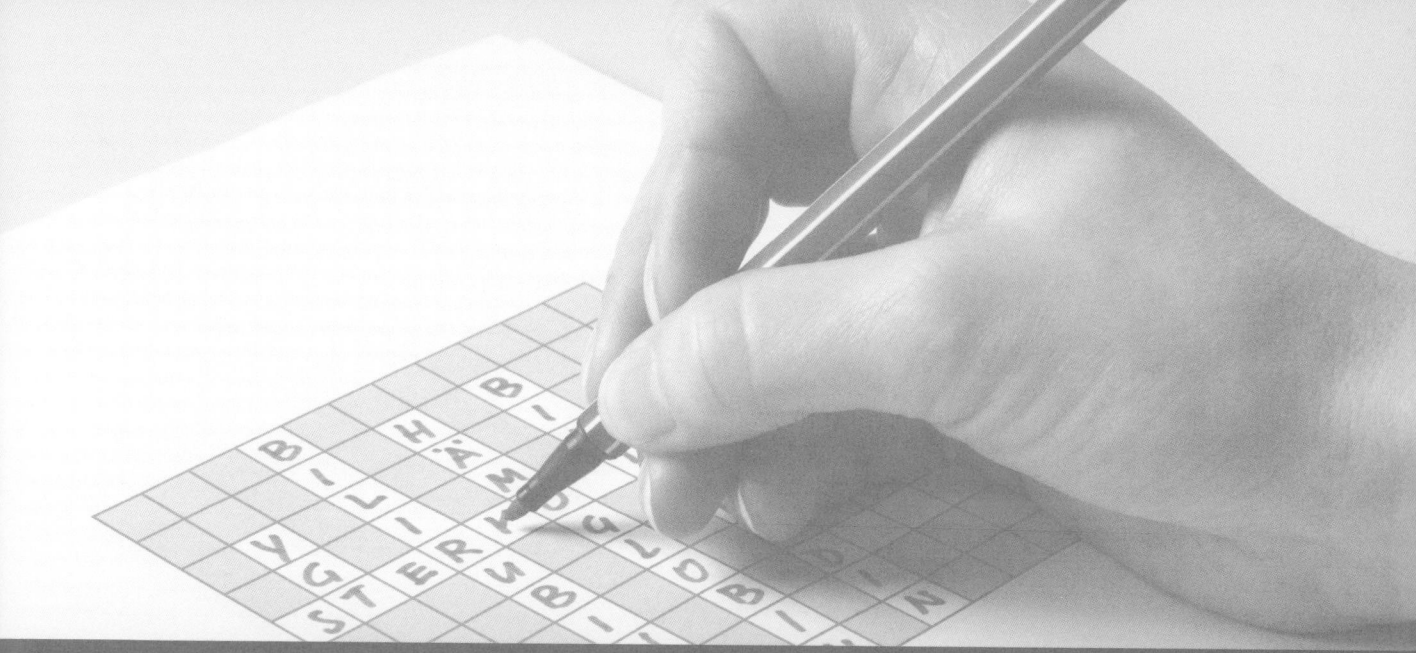

Anhang

Literaturverzeichnis

Allmeroth M. Kompendium für die Heilpraktiker-Prüfung. 5. Aufl. Stuttgart: Haug; 2012

Bierbach E, Hrsg. Naturheilpraxis heute: Lehrbuch und Atlas. 4. Aufl. München: Urban & Fischer/Elsevier; 2009

Faller A, Schünke M. Der Körper des Menschen. 15. Aufl. Stuttgart: Thieme; 2008

Guillou I, Schäfer A, Escher M. Medizin für Heilpraktiker. Stuttgart: Haug; 2012

Herzog M, Lang E, Sengebusch J. Differenzialdiagnose für Heilpraktiker: Kompendium mit Steckbriefen und Mind-Maps. Stuttgart: Haug; 2010

Schünke M, Schulte E, Schumacher U. Prometheus LernAtlas der Anantomie. Kopf und Neuroanatomie. Illustrationen von M. Voll und K. Wesker. Stuttgart: Thieme; 2006

Wittpahl F, Hamann R. Lernkarten Krankheitslehre für die Heilpraktikerausbildung: Herz-Kreislaufsystem, Atmungssystem, Harnwegssystem, Verdauungssystem, Immunsystem/Blut, Stoffwechsel, Hormonsystem. München: Urban & Fischer/Elsevier; 2010

Abbildungsverzeichnis

Abb. 1.1 und 1.2 (Fragen) sowie Abb. 1.1, 1.3, 1.4 und 2.3 (Antworten) aus Faller A, Schünke M.
Der Körper des Menschen. 15. Aufl. Stuttgart: Thieme; 2008

Abb. 1.2 (Antworten) aus Duale Reihe Anatomie. Stuttgart: Thieme; 2007 (nach Klinke R, Pape, HC Silbernagl S,
Hrsg. Physiologie. Thieme; 2005)

Abb. 2.1 (Antworten) aus Schünke M, Schulte E, Schumacher U. Prometheus LernAtlas der Anantomie.
Kopf und Neuroanatomie. Illustrationen von M. Voll und K. Wesker. Stuttgart: Thieme; 2006

Abb. 2.2 (Antworten) aus Moll I. Duale Reihe Dermatologie. 6. Aufl. Stuttgart: Thieme; 2005

Sachverzeichnis

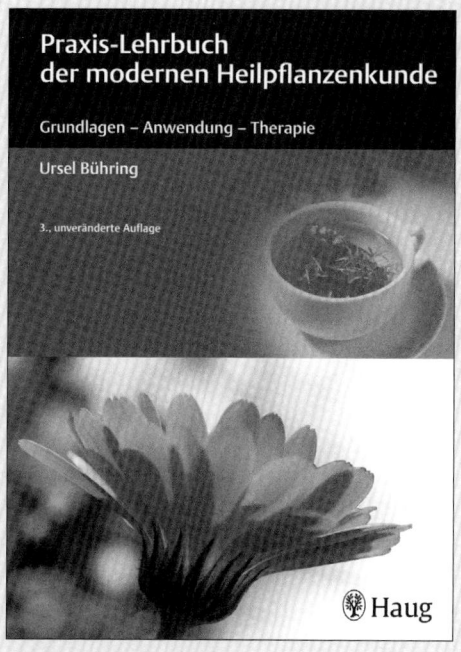
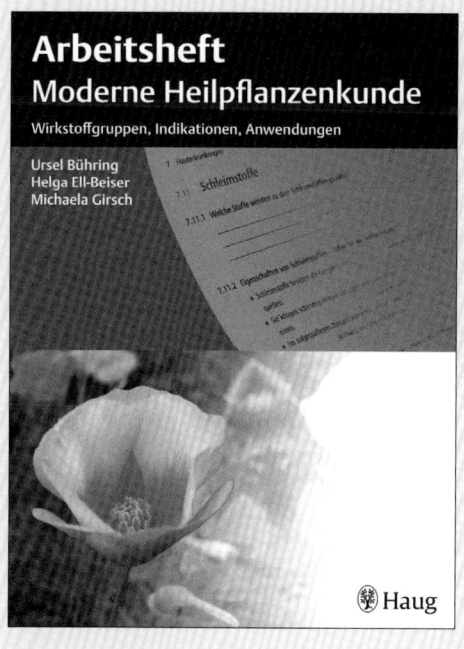